Summm

Das Stevia-Buch für Diabetiker

W0201749

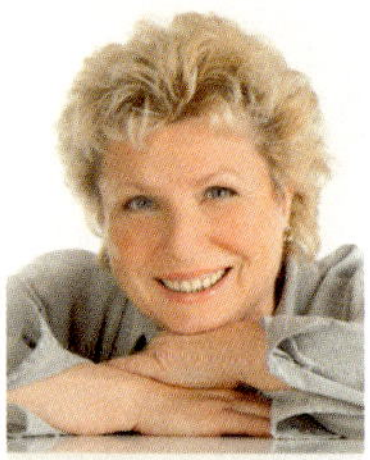

Die Autorin

Ursula Summ, Bestsellerautorin, bekannt durch ihre zahlreichen Trennkostbücher, wurde 1947 in Hofheim im hessischen Taunus geboren. Neben der gesunden Trennkost-Ernährung ist Stevia ihr großes Thema. Schon lange bevor Stevia auf dem deutschen Markt als Lebensmittel zugelassen wurde, experimentierte sie mit großer Begeisterung damit. So geht es in diesem Buch diesmal nicht um Trennkost, sondern die Autorin zeigt Ihnen, wie Sie süße Naschereien ohne Zucker herstellen können.

Wenn Sie an Trennkost interessiert sind und sich gern von Ursula Summ persönlich beraten lassen möchten, können Sie über die Website der Autorin www.trennkost.de weltweit an einem Trennkostkurs teilnehmen. Per Post oder zum Download erhalten Sie von ihr ein komplett ausgearbeitetes Programm zur Gewichtsabnahme. Nach Kursende können Sie Ihr erworbenes Wissen auch beruflich nutzen und Trennkost-Berater/-in werden.

Trennkost-Club Ursula Summ
Buzòn N° 356
Calle Patricio Ferrandiz 40
E-03700 Denia/Alicante
Spanien
Tel. 0034/966/42 11 20
Fax 0034/965/78 47 15
E-Mail: summ@trennkost.de
Homepage: www.trennkost.de

Ursula Summm

Das Stevia-Buch für Diabetiker

85 zuckerfreie Leckereien für Naschkatzen

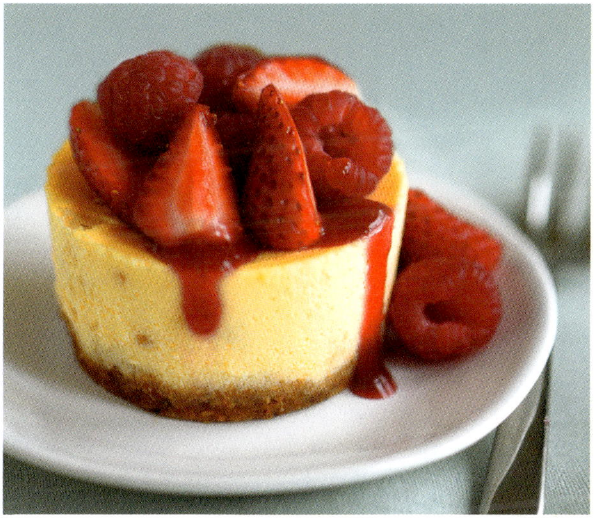

TRIAS

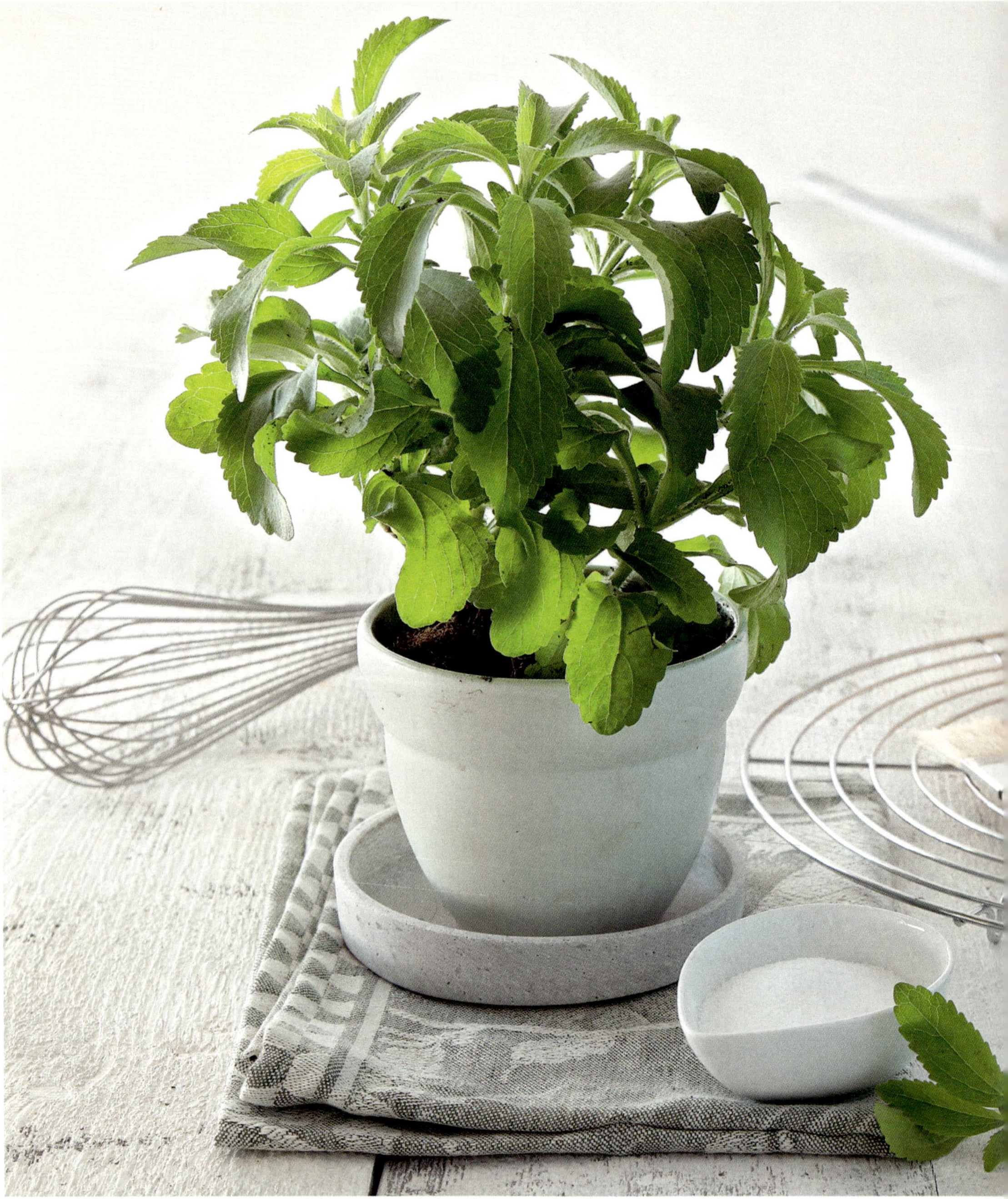

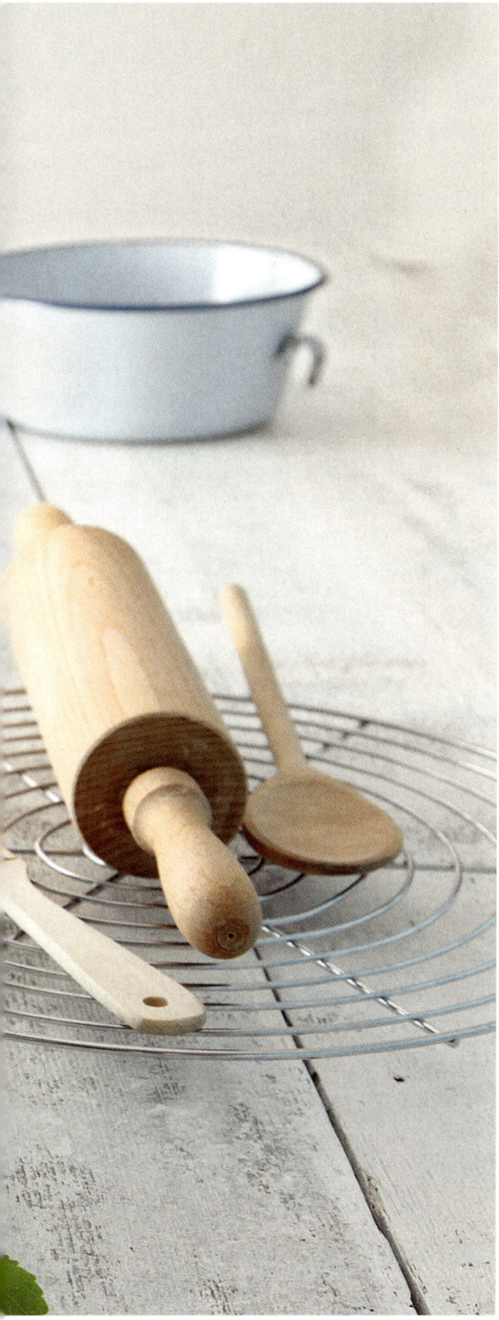

INHALT

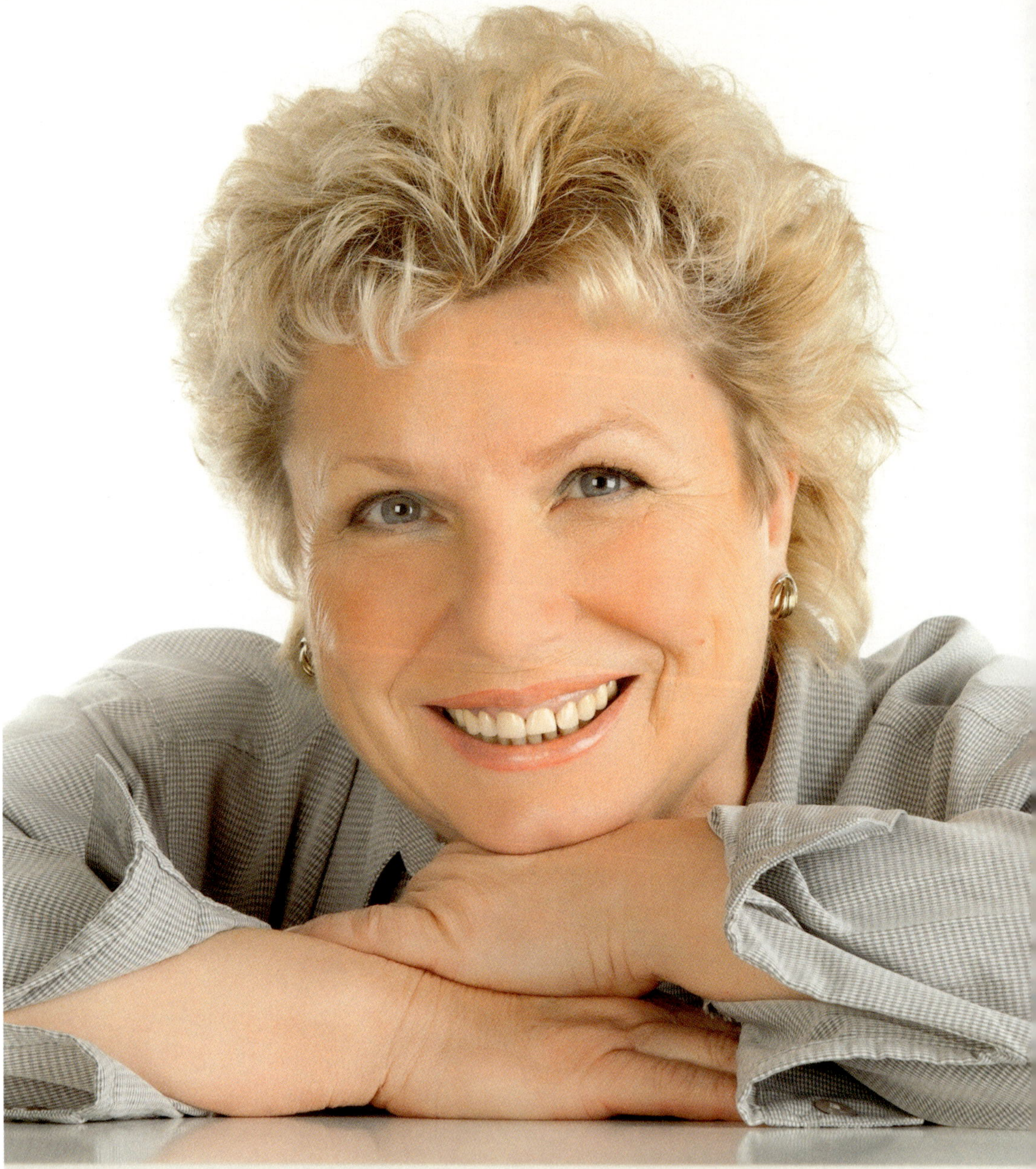

Liebe Leserin, lieber Leser,

vielleicht geht es Ihnen wie mir? Ich bin eine Naschkatze und esse gern Süßes, bin aber auch gesundheitsbewusst und versuche, Zucker zu umgehen. Da war Stevia die Rettung. Das ist eine Pflanze, die enorme Süßkraft hat, aber null Kohlenhydrate und Kalorien enthält. Das Stevia-Extrakt schmeckt wie Zucker, ist aber keiner. Der Blutzuckerspiegel wird davon nicht beeinflusst. Auf einmal konnte ich für meine Familie, meine Freunde und mich leckere Torten und Kuchen backen, die wir ohne jede Reue genießen können. Wunderbar!

Klar, dass ich begeistert war, als der Verlag mich fragte, ob ich ein Stevia-Buch für Diabetiker schreiben möchte. Während des Schreibens und Recherchierens ist mir etwas überaus Wichtiges aufgefallen. Nämlich: Egal, ob mit oder ohne Diabetes, wir alle sitzen im selben Boot. Wir alle müssen auf unsere Gesundheit achten und sollten übermäßigen Zuckerkonsum vermeiden. Der einzige Unterschied ist, dass Insulin einmal von außen zugeführt und einmal selbst produziert werden muss. Auch bei verschiedenen Krankheitsbildern wie Depressionen, Pilzbefall, starkem Übergewicht bzw. Fettleibigkeit, Allergien, Migräne, Herzkrankheiten und Krebs ist es von großem Vorteil, auf Zucker zu verzichten.

So ist dieses Buch nicht nur für Diabetiker gedacht, sondern für alle, die Süßes lieben, Zucker aber weitgehend vom täglichen Speiseplan streichen möchten. Als langjährige Buchautorin der bekannten Trennkost-Ernährung ist es mir ein besonderes Vergnügen, Ihnen, liebe Leser, mit diesem Buch das Leben zu versüßen.

Viel Spaß beim Zubereiten wünscht Ihnen

Ihre Ursula Summ

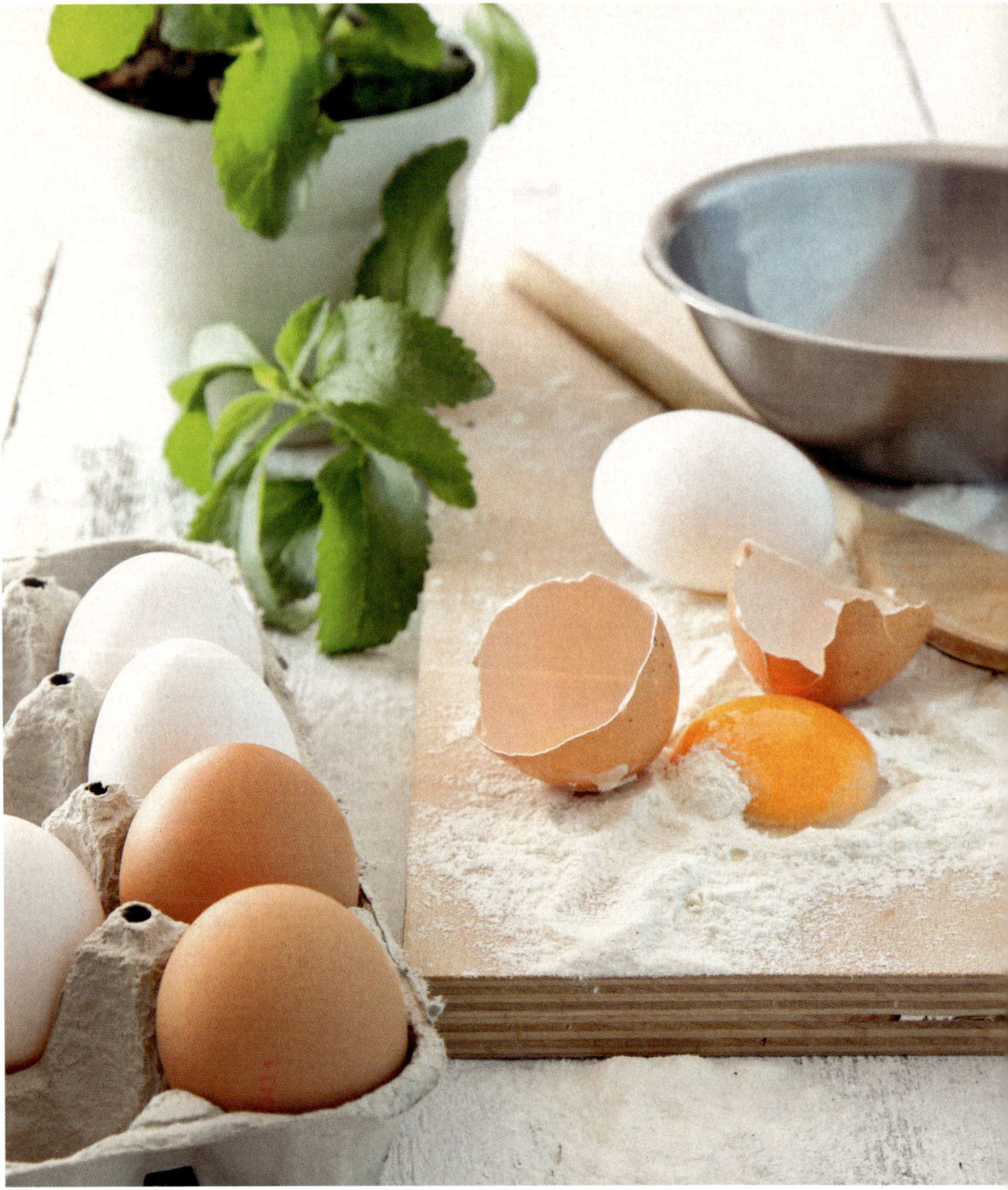

Backen und süßen mit Stevia

Obwohl Stevia extrem süß schmeckt, hat es mit Zucker überhaupt nichts zu tun. Diese natürliche Süße hat null Kohlenhydrate und null Kalorien, hält somit den Blutzuckerspiegel stabil und ist ideal für Diabetiker geeignet.

Von Zucker zu Stevia

Warum ist Zucker eigentlich zu einem Gesundheitsproblem geworden? Warum essen wir oft viel mehr davon, als uns guttut? Und was hat es mit dieser Wunderpflanze Stevia auf sich?

Zeitbombe Zucker

Kurze Zeit, nachdem wir eine zuckerhaltige Speise heruntergeschluckt haben, gelangt der Zucker in die Blutbahn und kurbelt die Produktion einer großen Menge Insulin an. Das bedeutet, kommen Zuckerstoffe ins Blut, wird die Bauchspeicheldrüse aktiv. Der plötzliche starke Anstieg des Blutzuckerspiegels hat eine ebenso rasante Ausschüttung von Insulin zur Folge, welches wiederum den Blutzuckerspiegel stark absenkt.

Insulin ist jenes überaus wichtige Hormon, dessen Hauptaufgabe es ist, den Zucker wieder aus dem Blut zu entfernen. Einmal darum, um ihn im Körper zu verteilen, um daraus Energie gewinnen zu können, und zum anderen ein Verkleben der Blutbahnen und den Kapillaren zu verhindern. Kapillaren sind feinste Haargefäße, die mit ihrer löchrigen Wandbeschaffenheit dafür sorgen, dass ein Stoffaustausch zwischen Blut und Gewebe stattfinden kann. Genau hier bekommt der Diabetiker Schwierigkeiten, wenn durch das fehlende Insulin Blutbahnen und Kapillaren durch Zuckerstoffe verkleben.

WISSEN

Süchtig nach Zucker

Was haben Alkohol, Nikotin und Zucker gemeinsam? Alle drei lassen Glückshormone in uns erwachen – doch Vorsicht, nicht nur Alkohol und Nikotin, sondern auch Zucker kann zur Sucht werden. So harmlos im Aussehen, kann er doch wie eine Droge wirken. Betroffene kommen oft nur schwer wieder davon los. Der Körper verlangt immer mehr und dieses Verlangen wird immer schwerer kontrollierbar.

Doch nicht nur Diabetiker bekommen durch übermäßigen Zuckerkonsum Probleme, auch Nicht-Diabetiker drohen Erkrankungen. Das Heimtückische am Zucker ist, dass er so herrlich süß schmeckt und scheinbar glücklich macht – zumindest kurzfristig. Durch hinterlistiges Vortäuschen eines Wohlbefindens wird die natürliche Abwehrbereitschaft stark eingeschränkt. Erst nach Jahren, manchmal nach Jahrzehnten, zeigen sich verdeckte Körperschäden, die man dann mit Zucker nicht mehr unbedingt in Verbindung bringt.

Zucker macht „sauer“

Zucker ist von allen Nahrungsmitteln der größte Säurebildner. Befinden sich Säuren in unserem Körpergewebe, benötigen diese zur Neutralisierung wertvolle Mineralien wie zum Beispiel Kalzium, Magnesium, Natrium und Kalium. So raubt Zucker dem Körper wichtige Mineralien und wird darum auch gerne als „Kalkräuber“ bezeichnet.

Zucker macht dick

Zucker wird durch die Einwirkung von Insulin in Fett umgewandelt. Solange Insulin im Blut vorhanden ist, kann sein Gegenspieler, das schlank machende Hormon Glukagon, nicht wirken. Glukagon aktiviert wichtige Enzyme zum Öffnen der Fettzellen. Ohne Glukagon bleibt das Fett in den Zellen und kann nicht abgebaut werden. Neben Fettleibigkeit drohen durch zu viel Zucker natürlich auch gefährliche Gefäßerkrankungen wie Arteriosklerose und Herzerkrankungen.

Zucker macht depressiv

Zucker beeinflusst auch unsere emotionale Stimmungslage. Der süße Stoff, der uns im ersten Augenblick so richtig glücklich macht, wendet bei Überangebot geschickt seine Richtung und kann uns müde, träge oder auch gereizt werden lassen. Im schlimmsten Fall kann Zucker auch zu Gemütskrankheiten und Depressionen führen.

Zucker schwächt den Darm und verursacht Karies

Ein Zucker-Überangebot bringt die natürliche Darmflora aus dem Gleichgewicht, verdrängt nützliche Bakterien und dient dem Hefepilz (Candida albicans) als wohlschmeckende Nahrung. Auch Karies wird hauptsächlich von Zucker verursacht.

Was ist Zucker eigentlich?

Eigentlich ist Zucker ein Überbegriff. Wenn ich hier so pauschal von Zucker schreibe, meine ich den weißen Haushaltszucker, der meist aus Zuckerrübe oder Zuckerrohr hergestellt wird. Diese aufbereitete Substanz von kristalliner Struktur enthält keinerlei Vitamine, Mineralien oder Enzyme mehr. Es ist ein reiner Energieträger – und sonst nichts.

Doch Zucker hat auch seine guten Seiten. So wird er bei einer gefährlichen Unterzuckerung für Diabetiker zum Lebensretter. Auch wird Zucker von manchen Ärzten bei Wundbehandlung – vor allem bei Brandwunden – erfolgreich eingesetzt. Ebenso konserviert Zucker und gibt unerwünschten Bakterien oder Schimmelsporen keine Chance. So gilt auch hier: Die Dosis macht das Gift.

Der Zuckerkonsum ist viel zu hoch

Zucker hat viele Namen und wird unter verschiedenen Bezeichnungen wie Saccharose, Maltodextrin, Dextrose, Glucose, Sirup, Dicksaft, Fruchtzucker oder Fruchtmark versteckt im Handel angeboten. Er wird auch in solchen Nahrungsmitteln verwendet, in denen wir niemals Zucker vermuten würden, wie zum Beispiel in Wurst, Fertigsuppen, -Saucen, -Gerichten, Zwieback, Senf, Salatdressings, Mayonnaise oder Kartoffelchips. Und dies dazu noch in unerwartet hohen Mengen. Dies ist der Grund, warum Kinder und Erwachsene häufig zu hohe Mengen an Zucker verzehren, ohne es zu ahnen.

Heutzutage werden in vielen Haushalten, teils aus Zeitmangel, oft aber auch aus Bequemlichkeit, mehr Fertiggerichte als selbst zubereitete Speisen verzehrt.

WISSEN

Verzehrte Zuckermengen

Kleinkinder sollten die Menge von 30 Gramm täglich (entspricht der Menge von etwa 8–9 Zuckerwürfel) nicht überschreiten. Bei Jugendlichen liegt die Grenze bei etwa 30–40 Gramm (12–16 Stück Zucker) und bei Erwachsenen etwa bei 50–60 Gramm (16–20 Stück Zucker). Studien zufolge wird aber im Durchschnitt die doppelte Menge konsumiert.

Stevia – die gesunde Alternative

Stevia – botanisch „Stevia rebaudiana Bertoni“, zu deutsch Süßkraut – ist eine Pflanze aus Südamerika, die schon seit Jahrhunderten von den Ureinwohnern als Süßungsmittel für Speisen und Getränken sowie für medizinische Zwecke verwendet wird.

Inzwischen wird Stevia weltweit angebaut. Besonders im asiatischen Raum wird es seit Jahrzehnten in Diätgetränken, Milchprodukten, Eiscremes, Kuchen und anderen Süßigkeiten verwendet.

Die Pflanze ist kalorien- und kohlenhydratfrei. Sie ist ungiftig. Die enorme Süßkraft der Stevia-Pflanze liegt in verschiedenen komplexen Molekülen begründet, die Steviolglycoside genannt werden. Die frischen Blätter schmecken nach Süßholz und süßen 10–30-mal stärker als Zucker. Die Extrakte der Pflanze können sogar die 300–450-fache Süßkraft von raffiniertem Zucker erreichen. Und dies alles ohne Kohlenhydrate und natürlich ohne Kalorien. Darum hat Stevia auch keinen negativen Einfluss auf den Blutzuckerspiegel und ist ein Segen für Übergewichtige, Diabetiker und Menschen, die unter Krebs, Neurodermitis, Darmpilzen oder Magenproblemen leiden.

So verwenden Sie Stevia

Stevia gibt es flüssig, als Streusüße, als Pulver, als Tabs und getrocknete Blätter (siehe nächste Seite). Es ist äußerst hitzebeständig und kann sehr gut zum Kochen und Backen verwendet werden.

- Die Flüssigkeit **Stevia Fluid** ist gut geeignet für Salatsaucen, Süßspeisen, Puddings, Joghurt, Eiscremes, Sahne, Kaffee, Tee usw. Für eine Tasse Kaffee reichen 3–4 Tropfen Stevia Fluid.
- **Stevia-Extrakte in Pulverform** erreichen die 200–450-fache Süßkraft von raffiniertem Zucker und sind gut geeignet für Obstsalate, Salatsaucen, Süßspeisen, Puddings, Joghurt, Eiscremes, Kaffee, Tee usw. Da hiervon nur winzige Mengen (1 Messerspitze oder ½ Teelöffel) benötigt werden, sollte man diese vor der Zubereitung mit etwas Wasser vermischen.
- **Stevia Tabs** sind kleine Pastillen, um Kaffee, Tee oder andere heiße Getränke zu süßen. Im praktischen wiederbefüllbaren Spender eignen sie sich gut zum Mitnehmen für unterwegs.
- **Stevia-Blätter** mit kochendem Wasser überbrüht, eignen sich gut zum Süßen von Tees und Kaffee.

Stevia GrooVia

Für die Rezepte in diesem Buch wurde das Produkt Stevia GrooVia Streusüße verwendet. Es wird auch als Stevia-Granulat bezeichnet, sieht fast aus wie Zucker und hat die 4-fache Süßkraft von Zucker. Es schmeckt neutral süß, ist universell einsetzbar und einfach in der Dosierung. Zum Backen der ideale Zuckerersatz. Die Umrechnung von bisherigen Süßungsmitteln auf Stevia GrooVia ist einfach:

- 100 g Zucker entspricht 25 g Stevia GrooVia
- 1 Esslöffel Agaven- oder Birnendicksaft entspricht 1 Teelöffel Stevia GrooVia
- 1 Esslöffel Honig entspricht 1 Teelöffel Stevia GrooVia

Stevia-Extrakte in Pulverform haben noch stärker Süßkraft, hier entspricht 1 g ungefähr 4–5 Esslöffeln Stevia GrooVia. Bei Stevia in flüssiger Form hat 1 Tropfen Stevia Fluid die Süßkraft von 1 Teelöffel Stevia GrooVia.

Weitere Produkte

Das feine Pulver ChrysaNova plus ist eine kalorienfreie Mischung aus hochwertigen Steviolglycosiden, den Süßstoffen der Stevia-Pflanze, und Erythritol. Es schmeckt 150–200-mal süßer als Haushaltzucker.

WISSEN

Stevia ist nicht gleich Stevia

Obwohl auf gleicher Basis angepriesen, können je nach Hersteller Steviaprodukte einen vollkommen unterschiedlichen Geschmack aufweisen. Auch enthalten verschiedene Steviaprodukte trotz Steviasüße noch konventionelle Süßstoffe oder Zucker in Form von Maltodextrin, einem Kohlenhydrat. Derartige Produkte sind für Abnehmwillige nicht geeignet, und erst recht nicht für Diabetiker, die sich ein zuckerfreies, natürliches Süßmittel erhoffen.

Rebaudiosid ist ein feiner weißer kristalliner Extrakt aus den Blättern der Stevia-rebaudiana-Pflanze. Der Süßungsfaktor beträgt 450 gegenüber Haushaltzucker und ist somit weit höher als bei anderen Steviolglycosiden.

Zudem gibt es auch einen original Stevia-Sirup aus Paraguay. Diese naturbelassene dunkle, hochviskose Flüssigkeit, wie sie seit alters her von den Guarani in Paraguay zubereitet wird, wird in hoher Qualität speziell für Med-Herbs (www.medherbs.de) gefertigt.

Zulassung als Lebensmittelzusatzstoff

Zu der Frage, seit wann Steviolglycoside als offizielles Süßungsmittel bei uns zugelassen sind und warum das so lange gedauert hat, schrieb mir Peter Grosser, der Vizepräsident der europäischen Stevia-Vereiniung EUSTAS:

„Seit dem 2. Dezember 2011 sind Steviolglycoside in Europa als Lebensmittelzusatzstoff E 960 in verschiedenen Lebensmitteln und dort in bestimmten Höchstmengen zugelassen. Bis dahin war es in der Tat ein weiter Weg. Drei Anträge auf Zulassung der Steviolglycoside als neuer Lebensmittelzusatzstoff wurden bereits 2007 und 2008 eingereicht. Dabei ging es um Reinheit und Zusammensetzung des neuen Süßstoffes und dessen Herstellungsmethode. Verschiedene Studien mussten gemeinsam neu bewertet werden. Zusätzlich wurden Szenarien über die Menge an Süßstoff errechnet, die in Zukunft von Konsumenten verschiedener Altersstufen aufgenommen werden könnte.

Dieser Antrag wurde dann von der europäischen Behörde für Lebensmittelsicherheit EFSA gründlich geprüft. Immerhin geht es um einen neuen Süßstoff, der nun unseren Lebensmitteln in weiten Anwendungsbereichen zugesetzt wird. Der Verbraucher soll kein noch so geringes gesundheitliches Risiko tragen.

Im April 2010 befand die EFSA, dass Steviolglycoside weder genotoxisch noch krebserregend sind und auch keine negativen Auswirkungen auf die Fortpflanzungsorgane des Menschen oder das ungeborene Leben haben. Das Gremium hat zudem eine zulässige tägliche Aufnahmemenge (Acceptable Daily Intake – ADI) von 4 mg pro kg Körpergewicht für Steviol-Äquivalente festgelegt, einen Wert, der mit demjenigen des vom Gemeinsamen FAO/WHO-Sachverständigenausschuss für Lebensmittelzusatzstoffe (JECFA) festgelegten in Einklang steht. Nun wurden noch Fragen und Vorbehalte zwischen den Behörden der einzelnen Mitgliedsstaaten und den Organen der Europäischen Kommission diskutiert und geklärt.

Am Ende wurde die neue Substanz vom Europäischen Parlament zugelassen und in die einzelnen Verordnungen eingesetzt."

Das Stevia-Back-Einmaleins

Da Stevia viel stärker süßt als Zucker, ist die benötigte Menge viel geringer. Da es sich nicht um Zuckermoleküle handelt, sind sie auch nicht so klebrig wie Zucker. Man muss also beim Backen mit Stevia ein bisschen umdenken.

Tipps zum Backen mit Stevia

- Zum Kuchen- und Plätzchenbacken eignet sich Stevia GrooVia am besten. Benutzen Sie es wie Zucker, natürlich im Verhältnis 1 zu 4. Zwar ist die Teigmenge etwas geringer, gleicht sich aber durch andere Zutaten wieder aus.
- Speisen, die erhitzt oder extrem gekühlt werden, ruhig etwas süßer abschmecken. Durch Kochen, Backen oder Frieren verflüchtigt sich die Süße ein wenig.
- Auch Hefeteig gelingt mit Stevia GrooVia hervorragend. Eine kleine Prise Zucker kurbelt zusätzlich das Wachstum der Hefepilze an.
- Der Bräunungseffekt, der beim Backen durch Zucker entsteht, ist bei Stevia GrooVia auch gegeben, nicht aber bei den Stevia-Sorten mit dem 200–450-fachen Süßungsfaktor.
- Stevia-Produkte haben nicht die konservierende Eigenschaft wie Zucker. Mit Stevia zubereitete Marmelade sollte im Kühlschrank aufbewahrt und innerhalb kurzer Zeit verbraucht werden. Gebäck und Plätzchen mit GrooVia gebacken, können 4–6 Wochen kühl und trocken gelagert werden.

WISSEN

„Puderzucker“ selbst herstellen

Viele Süßspeisen verlangen für Geschmack und Aussehen Puderzucker. Um den Original-Zucker zu umgehen, ist Stevia GrooVia ein guter Ersatz. Die Herstellung ist ganz einfach: Stevia GrooVia mit dem Mixstab oder in der Mandelmühle einige Sekunden fein mahlen – fertig. Wichtig: Mandelmühle oder Mixstab sofort mit Wasser reinigen, da der feine Staub sonst die Geräte verklebt.

Zum Backen gut gerüstet

Damit Ihnen Torten, Kuchen & Co. gut gelingen, ist gutes Werkzeug von großer Bedeutung. So dürfen, um die richtigen Mengenangaben einhalten zu können, Küchenwaage und Meßbehälter niemals fehlen. Der Schneebesen ist ein ebenso wichtiges Utensil, um Sahne oder Cremespeisen luftig aufzuschlagen. Dies gelingt am besten in einem Schneekessel aus rostfreiem Edelstahl. Dies ist ein am Boden abgerundeter Kochtopf mit zwei Griffen, in dem Sie auch Speisen über Wasserdampf bereiten können. Mixer, Nussmühle, Teigrolle, alles sind wichtige Helfer, die Ihnen die Arbeit erleichtern. Für die kleineren Bäckereien brauchen Sie unbedingt zwei Backbleche. Während ein Blech im Ofen ist, können Sie das zweite schon belegen und brauchen nicht zu warten. Weiter sind Kochlöffel, Backpinsel zum Einfetten, Teigschaber und Tortenretter ebenso unerlässlich wie ein feines Sieb. Ein Tortenretter ist eine Tortenunterlage, die man mit der abgeflachten Seite vorsichtig unter den fertigen Kuchen schiebt. So überstehen Kuchen und Torten den Transport vom Backblech auf die Tortenplatte ohne Schaden.

Erfolgreiches Backen hängt nicht nur von guten Zutaten, sondern auch von Ihrem Ofen ab. Die Herde sind heute mit so vielen unterschiedlichen Heizsystemen ausgerüstet, dass jeder Herd anders heizt. Beobachten Sie also zwischendurch Ihr Backgut, damit Ihnen Backen auch weiterhin Spaß bereitet.

Die Mehlsorten und -typen

Bei der Verwendung in den Backrezepten war ich, was die Mehlsorten betrifft, etwas im Zwiespalt. Einerseits ist Vollkornmehl mit seinen vielen Mineralien und Ballaststoffen so wertvoll, andererseits ist dieses Mehl für viele gewöhnungsbedürftig. Nach langen Überlegungen traf ich den Entschluss, da es sich hier ja nicht um ein Vollwert-Backbuch handelt, sondern in der Hauptsache Zucker durch Stevia ersetzt werden soll, für den größten Teil des Gebäcks Weizen- bzw. Dinkelmehle mit niedrigen Ausmahlungsgraden zu verwenden.

Vollkornmehl:
Vom gesundheitlichen Standpunkt her ist natürlich Vollkornmehl, auch Schrot genannt, das beste Mehl. Doch nicht jeder mag und verträgt es. Außerdem besitzt es wenig Gluten, hat somit eine schlechte Klebereigenschaft. Möchten Sie Mehl mit der Type 405 gegen Vollkornmehl austauschen, dann müssen Sie die im Rezept angegebene Flüssigkeitsmenge erhöhen. Auch müssen Vollkornmehle mehr gerührt oder geknetet werden.

Weizenmehl Type 405:
Das bekannteste Mehl ist das Weizenmehl Type 405. Diese Typenzahl gibt nicht, wie oft irrtümlich angenommen, die Feinheit des Mehles an, sondern sagt aus, wie hoch der Ausmahlungsgrad des Getreides ist. So besitzt Mehl mit der Type 405 einen Ausmahlungsgrad von 40%. Das bedeutet, wenn 100 kg Weizen verarbeitet wird, kommen 40 kg weißes Mehl und 60 kg Randschichten heraus.

Dieses Mehl hat einen hohen Kleberanteil und eignet sich vor allem für feine Kuchen und Torten und für zartes Gebäck aller Art. Der gesundheitliche Nachteil ist der niedrige Mineralstoffgehalt.

Kräftiger im Geschmack:
Die etwas dunkleren Weizenmehle Type 550 und 1050 sind etwas kräftiger im Geschmack, eignen sich aber auch noch gut zum Kuchenbacken. Reich an Ballaststoffen ist die Mehltype 1600. Dies ist für herzhafte Backwaren, wie etwa Hefeteig für Pizza und Brote sehr gut geeignet. Mein Lieblingsmehl ist Dinkelmehl. Es hat einen etwas nussartigen Geschmack und ist gut verträglich. Die Typenzahl des Dinkelmehls können Sie in etwa mit den Typennummern des Weizenmehls vergleichen.

Backen mit Mandelmehl:
Im Vergleich zum Mehl, welches auf 100 g rund 60–70 g Kohlenhydrate enthält, beinhaltet Mandelmehl nur etwa 18 g Kohlenhydrate. Dies kommt nicht nur Diabetikern zugute, sondern auch allen, die vorbeugend den Blutzuckerspiegel niedrig halten möchten.

Aber abgesehen davon haben Mandeln eine extrem positive Wirkung auf unsere Gesundheit. Der hohe Anteil an mehrfach ungesättigten Fettsäuren schützt vor Herz-Kreislauf-Erkrankungen und senkt den Cholesterinspiegel. Neben dem wertvollen Vitamin E verfügen Mandeln auch über eine gute Mischung von B-Vitaminen, dazu Magnesium, Kalium und Kalzium. Zudem fördert ihr hoher Gehalt an Ballaststoffen die Verdauung und hilft, Erkrankungen im Verdauungstrakt zu vermeiden.

Trennkost – für mich der ideale Weg zu einem gesunden Leben

Seit 1978 beschäftige ich mich mit gesunder Ernährung. Grund dafür waren meine zahlreichen Diäten, die meinen Körper immer dicker und kränker werden ließen. Zum Glück entdeckte ich damals für mich die Trennkost nach Dr. Howard Hay.

Innerhalb eines Jahres nahm ich mit dieser Ernährungsumstellung 15 kg ab, und sämtliche Krankheiten (entzündete Bauchspeicheldrüse, rheumatische Beschwerden, Gicht in den Händen, Verdauungsstörungen und eine offene Hautallergie an den Händen und im Gesicht) verschwanden. Mir wurde bewusst, welchen Schatz ich in meinen Händen trug, ging in die Öffentlichkeit, um Kurse darüber abzuhalten, und schrieb in den vielen Jahren über 70 Bücher zum Thema, welche zum Teil in 10 Weltsprachen übersetzt wurden.

Sollten Sie also einen Weg zu einer wirklich gesunden Ernährung suchen, würde ich Ihnen Trennkost empfehlen. Diese Ernährungsumstellung sorgt für eine Entlastung der Verdauungsorgane, einen besser funktionierenden Stoffwechsel und einen ausgeglichenen Blutzuckerspiegel.

Besonders Diabetikern kommt diese harmonische Essweise zugute. Durch die Entlastung der Bauchspeicheldrüse können viele ihre Medikamenteneinnahme nach einiger Zeit reduzieren oder sogar ganz damit aufhören.

Um gleich einem häufigen Missverständnis vorzubeugen: Trennkost ist keine einseitige Ernährungsform und verzichtet auch nicht auf kulinarische Köstlichkeiten. Ganz im Gegenteil: Bei Trennkost ist Abwechslung erwünscht. Trennkost bietet Ihnen eine breite Palette feinster Schlemmereien, die alle auf der Basis einer gesunden vitamin- und mineralstoffreichen Ernährung ausgerichtet sind. Und gesunde Ernährung kann so einfach sein.

Sind Sie auf diesem Gebiet Neuling, dann wagen Sie sich doch einmal an dieses interessante Thema heran. Beschreiten Sie neue Pfade. Entdecken Sie die wohltuende Wirkung dieser getrennten Essweise und Sie werden überrascht sein, wie sehr Trennkost Ihre Lebensqualität verbessert.

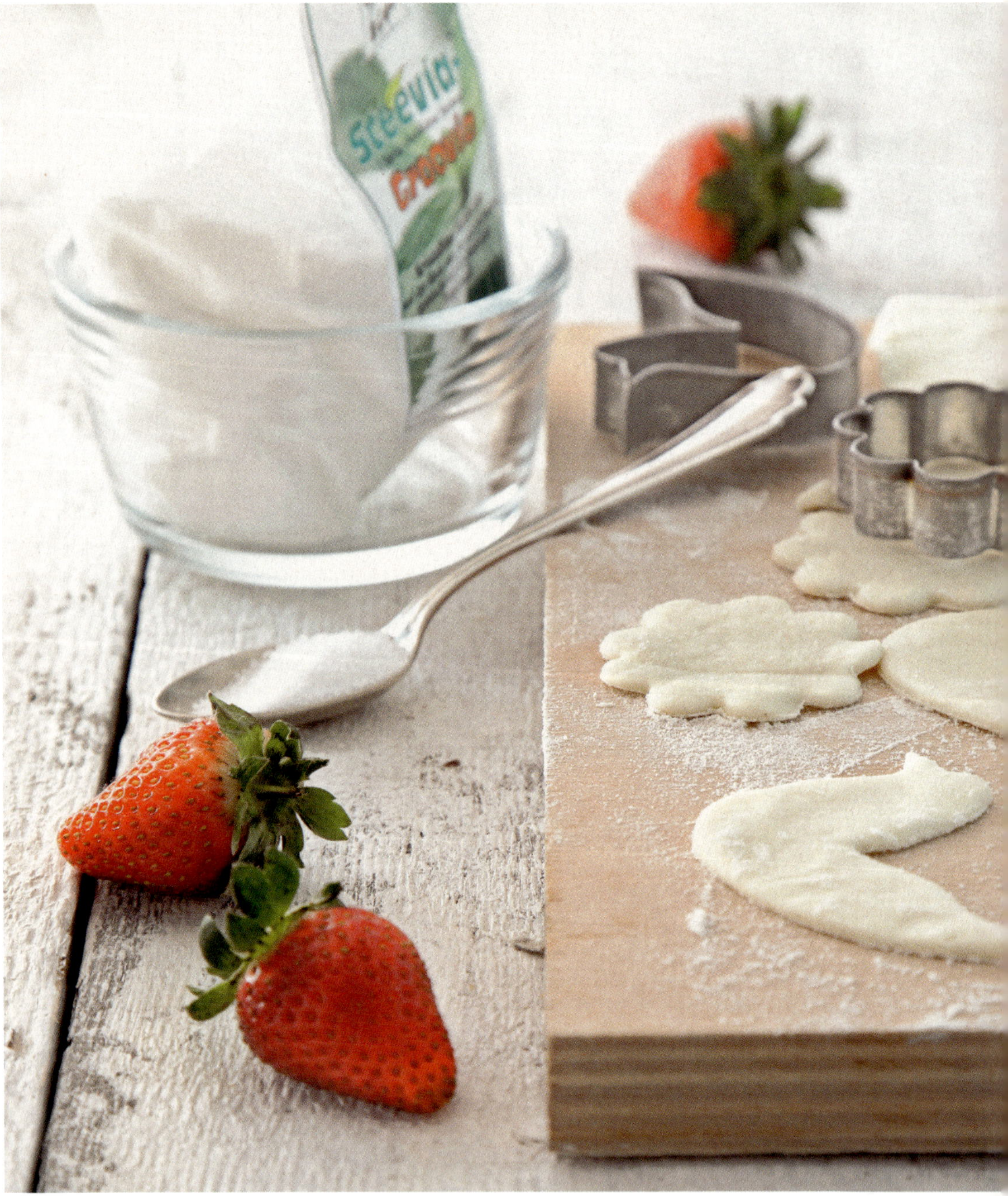
Steevia

Die Stevia-Rezepte

Jetzt können Sie endlich all Ihre Lieblingstorten, -kuchen und -kekse ohne Reue – weil ohne Zucker – genießen. Entdecken Sie, wie süß und köstlich man mit Stevia backen und feinste Desserts und Gerichte zaubern kann.

Kuchen und Torten

Frisch, selbstgemacht und unübertroffen gut! Nichts geht über Torten und Kuchen, die aus der eigenen Küche kommen.

Für diese feinen Gebäckstücke ist Stevia GrooVia besonders gut geeignet. Dem Zucker in Aussehen und Geschmack sehr ähnlich, bietet dieses Granulat neben der Süße auch genügend Volumen. Auch mit dem Bräunungseffekt werden Sie zufrieden sein.

Damit Sie die gewünschte Süße erreichen, rate ich Ihnen, mit diesem Stevia-Produkt etwas zu experimentieren. Tasten Sie sich mit etwas Fingerspitzengefühl an die richtige Dosierung heran und probieren Sie zuerst einmal, einen neutral schmeckenden Joghurt mit Stevia GrooVia zu süßen. Mit dieser Erfahrung und mit den folgenden Rezepten können Sie dann gleich loslegen und sich selbst, Ihre Familie und Freunde damit verwöhnen. Das Tolle daran: Keiner wird schmecken, dass alles ohne Zucker ist.

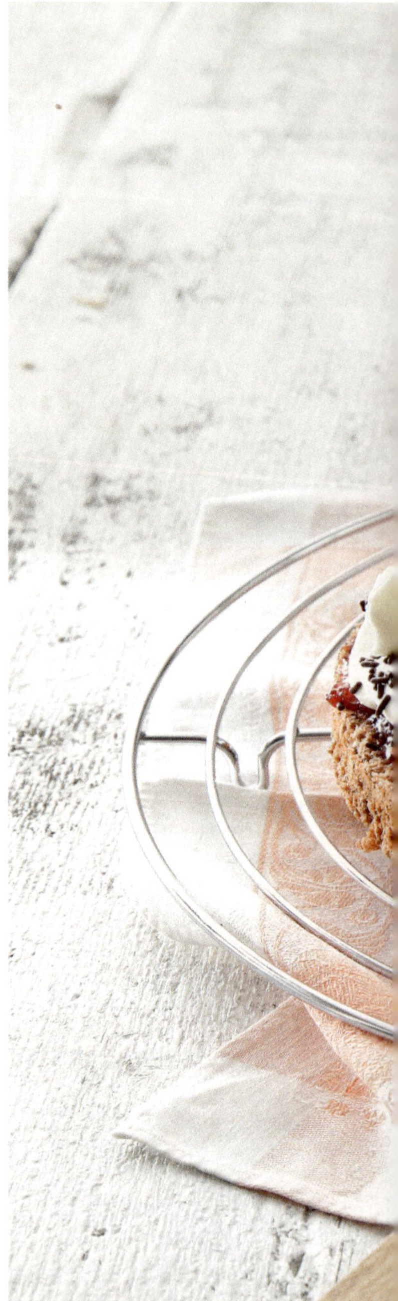

▶ Claudias Kirschtorte (S.33)

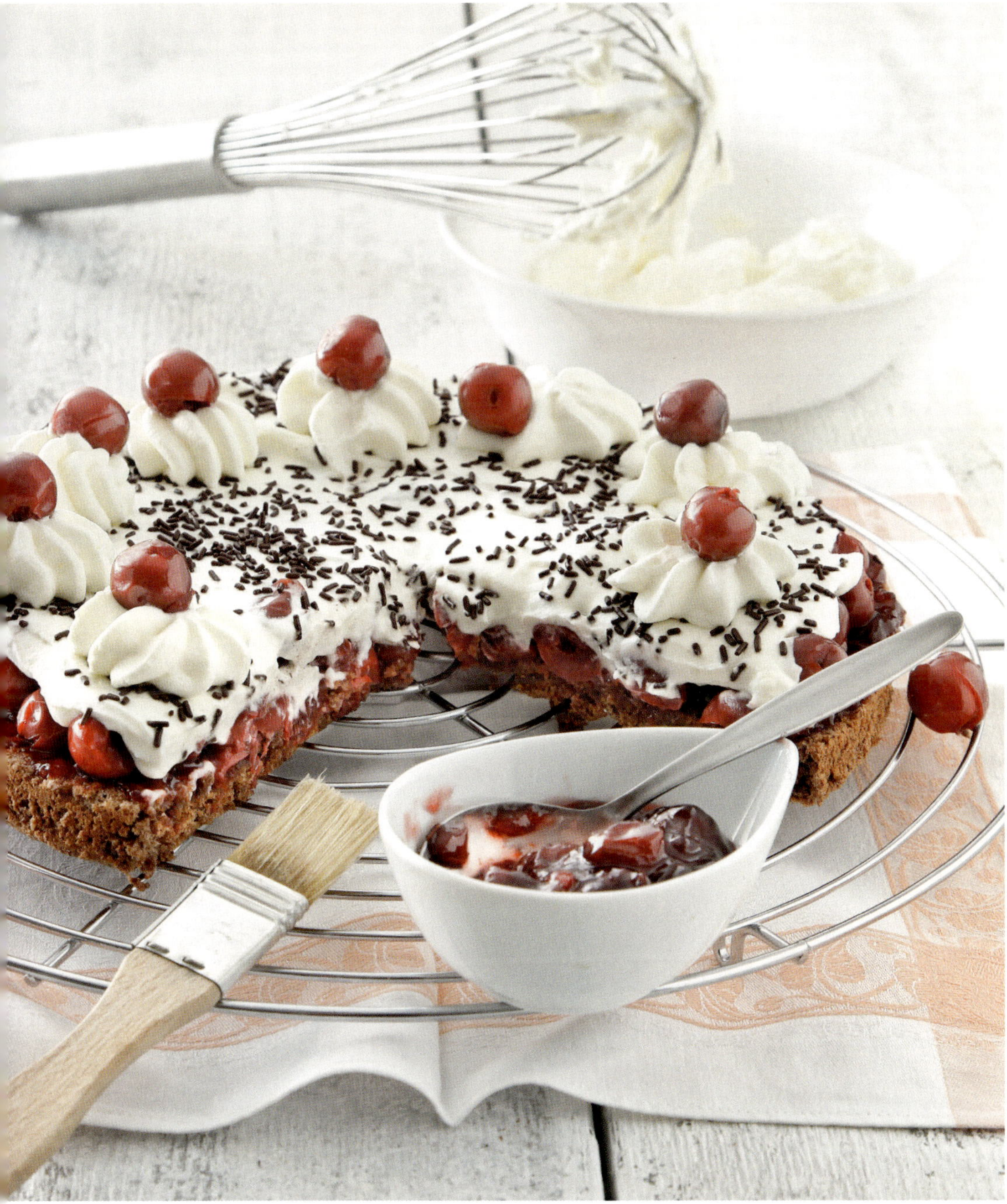

Apfel-Streuselkuchen

Macht hungrige Mäuler satt und zufrieden.

Für 12 Stück
35 Min. + 40 Min. Backzeit

- 70 g Rosinen
- 100 g geschmolzene Butter
- 4 EL Stevia GrooVia
- 4 EL Milch
- 1 Ei
- 100 g Quark, 20% Fett i.Tr.
- 1 Msp. Meersalz
- 140 g Weizenmehl, Type 405
- 3 TL Backpulver
- etwas Butter für die Form
- 3 Äpfel
- 2 TL Zimt

Für die Streusel:

- 150 g feines Dinkelvollkornmehl
- 100 g kalte Butter
- 4 EL Stevia GrooVia

- Die Rosinen mit kochendem Wasser übergießen, kurz ziehen lassen, dann abgießen.
- Die Butter mit Stevia, Milch und Ei cremig aufschlagen. Quark und Salz unter Rühren zugeben.
- Mehl und Backpulver unter die Butter-Quarkmasse mischen.
- Eine Springform (26 cm Ø) gut einfetten, den Teig einfüllen und glatt streichen. Backofen auf 175 °C vorheizen.
- Die Äpfel schälen, vierteln, entkernen, in kleine Würfel schneiden. Zusammen mit den Rosinen auf dem Teig verteilen. Mit Zimt bestäuben.
- Mehl, Butter und Stevia mit den Händen zu Streusel verkneten und auf den Äpfeln verteilen.
- Im Backofen 35–40 Minuten backen, bis die Streusel leicht gebräunt sind.

▶ Nährwerte pro Portion:
266 kcal; 16,6 g F; 24,5 g KH; 4,6 g E; 1,9 BE

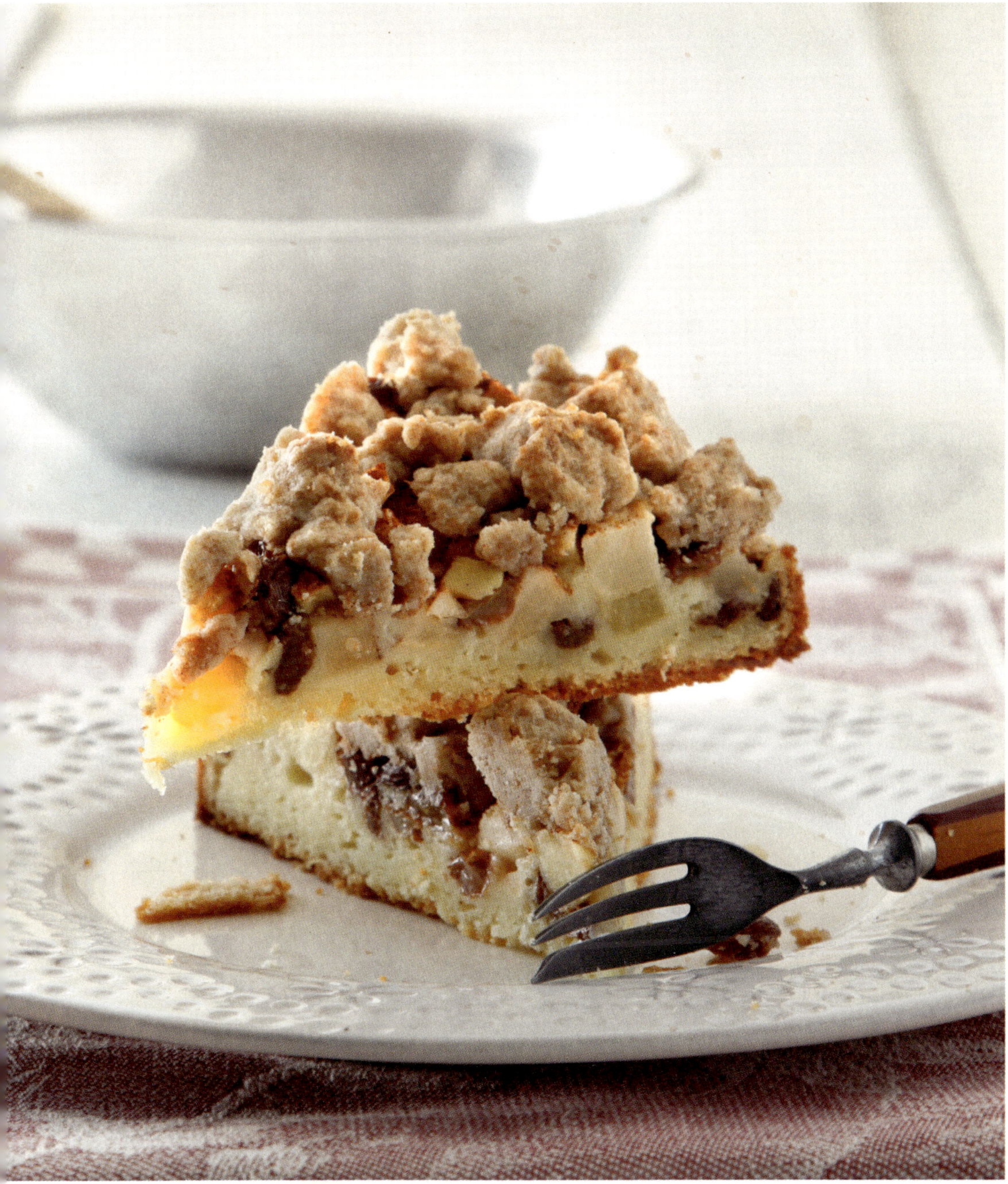

Torte Mousse-Mandarin

Sieht schön aus – ist locker und cremig!

Für 16 Stücke
⏲ 25 Min. + 12 Min. Backzeit + Kühlzeit über Nacht

Für den Tortenboden:

3 Eiweiße
50 g fein gemahlene Mandeln
2 EL Stevia GrooVia

Für den Belag:

12 Blatt Gelatine
300 ml frisch gepresster Mandarinensaft
3 Eigelbe
5 EL Stevia GrooVia
3 Mandarinen
300 g Sahne
500 g Quark, 20% Fett i.Tr.

Für die Garnitur:

einige Mandarinenfilets
2–3 EL Mandelblättchen

- Backofen auf 160 °C vorheizen. Die Eiweiße steif schlagen. Die gemahlenen Mandeln und Stevia gleichmäßig unter den Eischnee heben.
- Eine Springform (26 cm Ø) mit Backpapier auslegen und den Teig gleichmäßig darauf verteilen. In 10–12 Minuten backen.
- Anschließend den Tortenboden aus der Form nehmen und das Backpapier noch warm abziehen. Backpapier und Boden wieder in die Form geben und die Springform schließen.
- Für den Belag die Gelatine im kalten Wasser 5 Minuten einweichen. Den Mandarinensaft einmal kurz aufkochen. Die Gelatine ausdrücken und im heißen Saft auflösen.
- Die Eigelbe zusammen mit dem Stevia kräftig aufschlagen. Tropfenweise den heißen Saft unter die Eigelbe rühren. Anschließend leicht abkühlen lassen.
- Die Mandarinen schälen und in kleine Stücke schneiden. Die Sahne steif schlagen. Sahne, Quark und Obststücke miteinander mischen und mit dem Mandarinensaft verrühren. Die Springform mit Alufolie ummanteln und die noch flüssige Mandarinencreme einfüllen.
- Torte über Nacht kalt stellen. Den Rand der Torte mit einem Messer aus der Form lösen und den Kuchen vorsichtig auf eine Tortenplatte geben. Mit Mandarinenfilets und Mandelblättchen garnieren.

▶ Nährwerte pro Portion:
165 kcal; 13,3 g F; 4,7 g KH; 6,6 g E; 0,3 BE

Ananas-Joghurt-Torte

Erfrischender Genuss

- Die Kokosraspel in einer Pfanne leicht rösten. Den Backofen auf 175 °C vorheizen. Die Eier trennen. Die Eiweiße mit dem Salz steif schlagen. Eigelb, gemahlene Mandeln, Zitronensaft und Stevia mischen. Den Eischnee unterheben.
- Ein Backblech mit Backpapier auslegen, die Kokosraspel darüberstreuen und den Teig gleichmäßig darauf verteilen. Im Ofen in 10–12 Minuten backen.
- Für die Füllung ein langes Stück Alufolie zu einer Schiene falten und um den Boden stellen. Die Gelatine in kaltem Wasser 5 Minuten einweichen. Die Sahne steif schlagen, vorsichtig mit dem Joghurt mischen und dem Stevia süßen.
- Die Gelatine ausdrücken, erhitzen und tröpfchenweise unter den Joghurt rühren. Die Creme auf dem Tortenboden verteilen, in 6 Stunden im Kühlschrank fest werden lassen, dann die Alufolie entfernen.
- Ananas über ein Sieb geben und den Saft dabei auffangen. Die Ananas gut abtropfen lassen, in kleine Stücke schneiden und gleichmäßig auf dem Sahnejoghurt verteilen.
- Für den Guss 125 ml Saft mit 125 ml Wasser verdünnen. Tortengusspulver zugeben, mit dem Stevia süßen, glatt rühren und unter Rühren zum Kochen bringen. 1 Minute abkühlen lassen, dann den Guss gleichmäßig auf den Früchten verteilen. Mit Minzeblättchen garnieren.

▶ Nährwerte pro Portion:
214 kcal; 15,5 g F; 11,7 g KH; 6,7 g E; 0,9 BE

Für 15 Stücke
35 Min. + 12 Min. Backzeit + 6 Std. Kühlzeit

Teig:
40 g Kokosraspel
5 große Eier
1 Msp. Salz
150 g fein gemahlene Mandeln
1 EL Zitronensaft
2 EL Stevia GrooVia

Füllung:
8 Blatt Gelatine
300 g Sahne
500 g Joghurt, 3,5% Fett
3–4 EL GrooVia
1 Dose (850 ml) Ananas ohne Zucker für Diabetiker
1 Pck. Tortengusspulver
1 EL Stevia GrooVia
einige Minzeblättchen

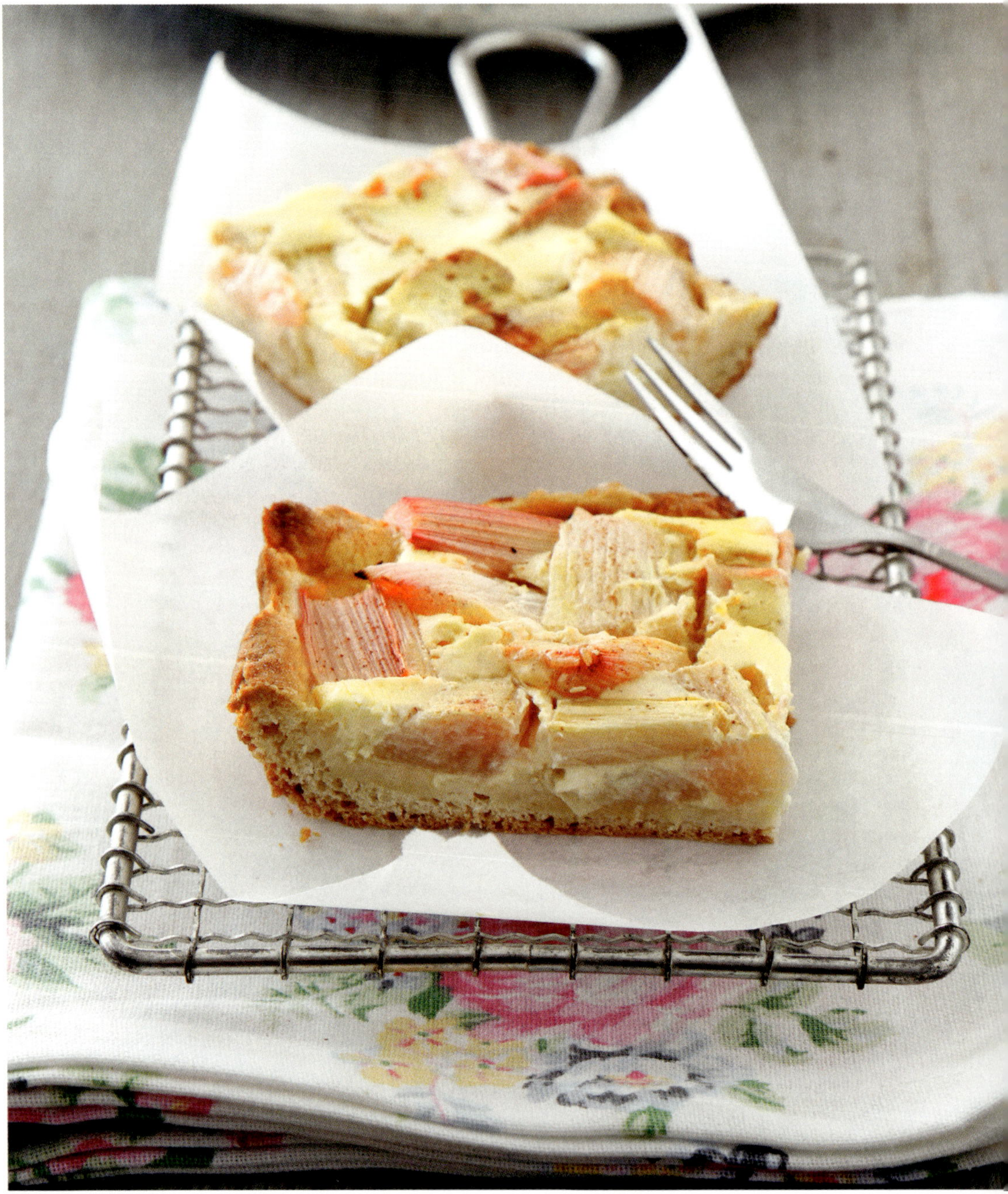

Rhabarberkuchen mit Schmand

Freuen Sie sich auf die Rhabarberzeit.

- Die Hefe in der warmen Milch, zusammen mit einer Prise Zucker, auflösen und mit der Hälfte des Mehls zu einem Vorteig verrühren. Ihn etwa 20 Minuten zugedeckt an einem warmen Ort gehen lassen.
- Anschließend das restliche Mehl, Stevia, Butter, Salz, und Eier hinzufügen und alles zu einem geschmeidigen Teig verkneten.
- Das Backblech (30x40 cm) einfetten. Den Teig auf einer bemehlten Arbeitsfläche ausrollen und auf das Blech legen. Zugedeckt weitere 35 Minuten gehen lassen. Den Backofen auf 200 °C vorheizen.
- Den Rhabarber putzen und in 2 cm lange Stücke schneiden. Den Teig mit den Rhabarberstücken belegen. Mit dem Zimt und Stevia bestreuen.
- Für den Guss den Schmand mit der Milch und den Eigelben cremig verrühren. Mit dem Stevia leicht süßen und klecksartig auf die Rhabarberstücke geben.
- Im Backofen 22–25 Minuten backen.

▶ Nährwerte pro Portion:
163 kcal; 9,6 g F; 14,6 g KH; 4,0 g E; 1,1 BE

Für 21 Stücke
⏱ 45 Min. + 55 Min. Zeit zum Gehen + 25 Min. Backzeit

Für den Teig:

1 Würfel Hefe
80 ml warme Milch
1 Prise Zucker
380 g Mehl, Type 405
3 EL Stevia GrooVia
55 g Butter
½ TL Salz
2 Eier
Butter für das Blech
1,5 kg Rhabarber
2–3 TL Zimt
3–4 EL Stevia GrooVia

Für den Guss:

400 g Schmand
6 EL Milch
2 Eigelbe
1 EL Stevia GrooVia

Schokosahne-Rolle

Schokoladig gut – mit feiner Zimt-Kardamom-Note!

Für 18 Stück
45 Min. + 10 Min. Backzeit + 1 Std. Kühlzeit

Teig:
5 große Eier
1 Msp. Salz
1 EL Zitronensaft
2 EL Stevia GrooVia
150 g fein gemahlene Mandeln

Außerdem:
2 EL fein gemahlene Mandeln

Füllung:
100 g Schokolade, 70% Kakaoanteil
700 g Sahne
1 EL Kakao, stark entölt
1 TL Zimt
½ TL Kardamom
4 EL Stevia GrooVia
2 EL Schokostreusel

- Backofen auf 175 °C vorheizen. Die Eier trennen. Die Eiweiße zusammen mit dem Salz steif schlagen.
- Zitronensaft, Stevia, Eigelbe und die gemahlenen Mandeln miteinander verrühren. Die Hälfte des Eischnees unterrühren, dann den restlichen Eischnee unterheben.
- Ein Backblech mit Backpapier (etwa 26x35 cm) auslegen und den Teig gleichmäßig darauf verteilen. Im Ofen in 8–10 Minuten backen.
- Ein Küchenhandtuch ausbreiten und dünn mit dem restlichen Mandelmehl bestreuen.
- Die heiße Teigplatte auf das Küchenhandtuch stürzen und das Backpapier abziehen. Den Teig der Breite nach mithilfe des Küchenhandtuches aufrollen und auskühlen lassen.
- Für die Füllung die Schokolade in kleine Stückchen brechen. Die Sahne in einem Topf erhitzen. Schokostückchen, Kakao, Zimt, Kardamom und Stevia darin unter Rühren auflösen.
- Die Schokosahne unter Rühren abkühlen lassen, dann im Kühlschrank für 2–3 Stunden kalt stellen.
- Die Schokosahne steif schlagen. Den Biskuitboden vorsichtig aufrollen und mit der Hälfte der Sahne bestreichen.
- Anschließend mithilfe des Küchenhandtuches wieder zu einer Rolle formen, mit der restlichen Schokosahne bestreichen und den Schokostreuseln garnieren.

▶ Nährwerte pro Portion:
220 kcal; 19,9 g F; 5,1 g KH; 5,7 g E; 0,3 BE

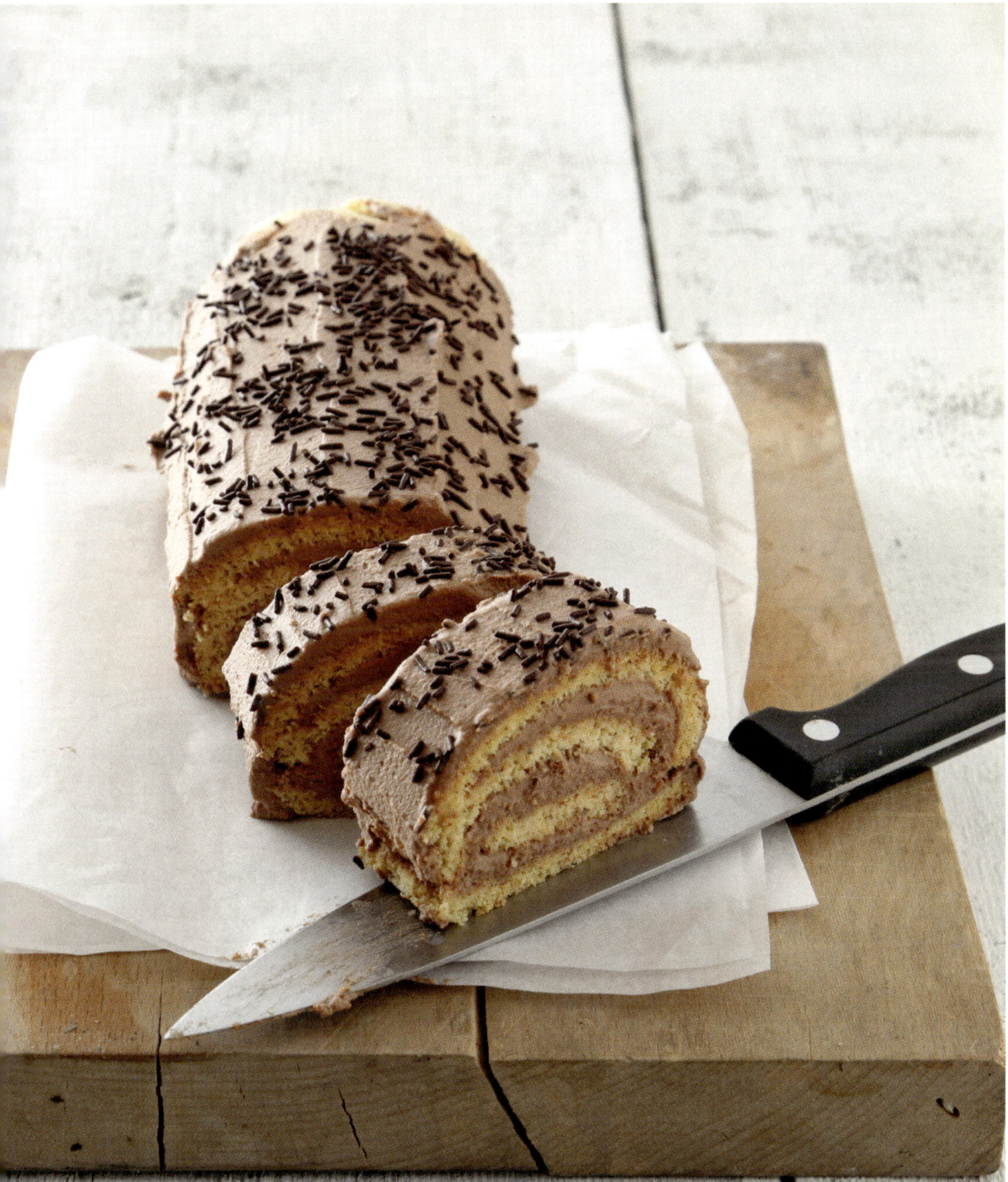

Zitronen-Limetten-Torte

Eine zitronig-erfrischende Köstlichkeit

Für 12 Stücke
35 Min. + 18 Min. Backzeit + 6 Std. Kühlzeit

Für den Teig:

3 Eier
1 Msp. Salz
75 g gemahlenen Mandeln
2 EL Paniermehl, leicht gehäuft
1 EL Stevia

Für die Limettencreme:

8 Blatt Gelatine
1 Zitrone
2 Limetten
250 g Quark, 20% Fett i.Tr.
250 g Joghurt, 3,5%
4 EL Stevia GrooVia
300 ml Sahne
12 Sahnetuffs

- Backofen auf 170 °C vorheizen. Die Eier trennen. Die Eiweiße zusammen mit dem Salz steif schlagen.
- Eigelb mit dem Stevia, Mandel- und Paniermehl krümelig verrühren. Den Eischnee unterheben.
- Eine Springform (26 cm Ø) mit Backpapier auslegen, den Teig gleichmäßig darauf verteilen und in 18 Minuten backen.
- Den Tortenboden aus der Form nehmen, das Backpapier noch warm abziehen, dann Backpapier und Boden wieder in die Form geben und die Springform schließen.
- Die Gelatine in kaltem Wasser 5 Minuten einweichen. Von der Zitrone mit einem Zestenreißer lange Streifen abschneiden. Von den Limetten 6 dünne Scheiben abschneiden und halbieren. Schale und halbierte Scheiben für die Garnitur beiseitelegen. Zitrone und Limetten auspressen.
- Den Quark mit dem Joghurt mischen. Zitronen- und Limettensaft (etwa 100 ml) unterrühren und mit dem Stevia süßen.
- Die Gelatine ausdrücken, in einem kleinen Topf erhitzen und tropfenweise unter den Joghurt-Quark rühren Die Sahne steif schlagen und unterheben.
- Die Creme gleichmäßig auf dem vorbereiteten Boden verteilen. Für mindestens 6 Stunden kalt stellen. Die Torte mit Sahnetuffs, den halben Limettenscheiben und Zitronenschale verzieren.

▶ Nährwerte pro Portion:
211 kcal; 17,8 g F; 4,7 g KH; 7,6 g E; 0,2 BE

Claudias Kirschtorte

Nicht nur zur Kirschenzeit (Foto S. 23).

Für 12 Stücke

30 Min. + 20 Min. Backzeit + 1 Std. Kühlzeit

- 2 Gläser Sauerkirschen, ohne Zucker
- 3 Eier
- 1 Prise Meersalz
- 100 g gemahlene Mandeln
- 2 EL Paniermehl
- 1 EL Kakao, stark entölt
- 3 EL Stevia GrooVia
- 3 EL Fruchtmarmelade für Diabetiker ohne Zucker
- 400 g Sahne
- 3 EL Schokostreusel, 70 % Kakaoanteil

- Die Sauerkirschen durch ein Sieb geben und gut abtropfen lassen.
- Backofen auf 170 °C vorheizen. Die Eier trennen. Die Eiweiße zusammen mit dem Salz steif schlagen.
- Die gemahlenen Mandeln mit dem Paniermehl, Kakao, Stevia und dem Eigelb krümelig verrühren. Dann zuerst eine Hälfte des Eischnees unterrühren, danach den restlichen Eischnee vorsichtig unterheben.
- Eine Springform (26 cm Ø) mit Backpapier auslegen, den Teig gleichmäßig darauf verteilen und in 20 Minuten backen.
- Den Tortenboden aus der Form nehmen, das Backpapier noch warm abziehen und den Boden auf einen Kuchenteller geben.
- Die Marmelade dünn auf dem Tortenboden verstreichen und mit den Kirschen belegen. 12 schöne Früchte für die Garnitur beiseitelegen.
- Die Sahne steif schlagen und gleichmäßig auf den Kirschen verteilen. Mit den Schokostreuseln bestreuen. Die Kirschtorte mit 12 Sahnetupfern und jeweils einer Kirsche garnieren. Gut gekühlt servieren.

▶ Nährwerte pro Portion:
249 kcal; 17,2 g F; 17,6 g KH; 5,5 g E; 1,3 BE

Tipp

Wenn Sauerkirschenzeit ist, können Sie auch frische Kirschen verwenden. Diese mit wenig Wasser und Stevia kurz aufkochen, dann abkühlen lassen.

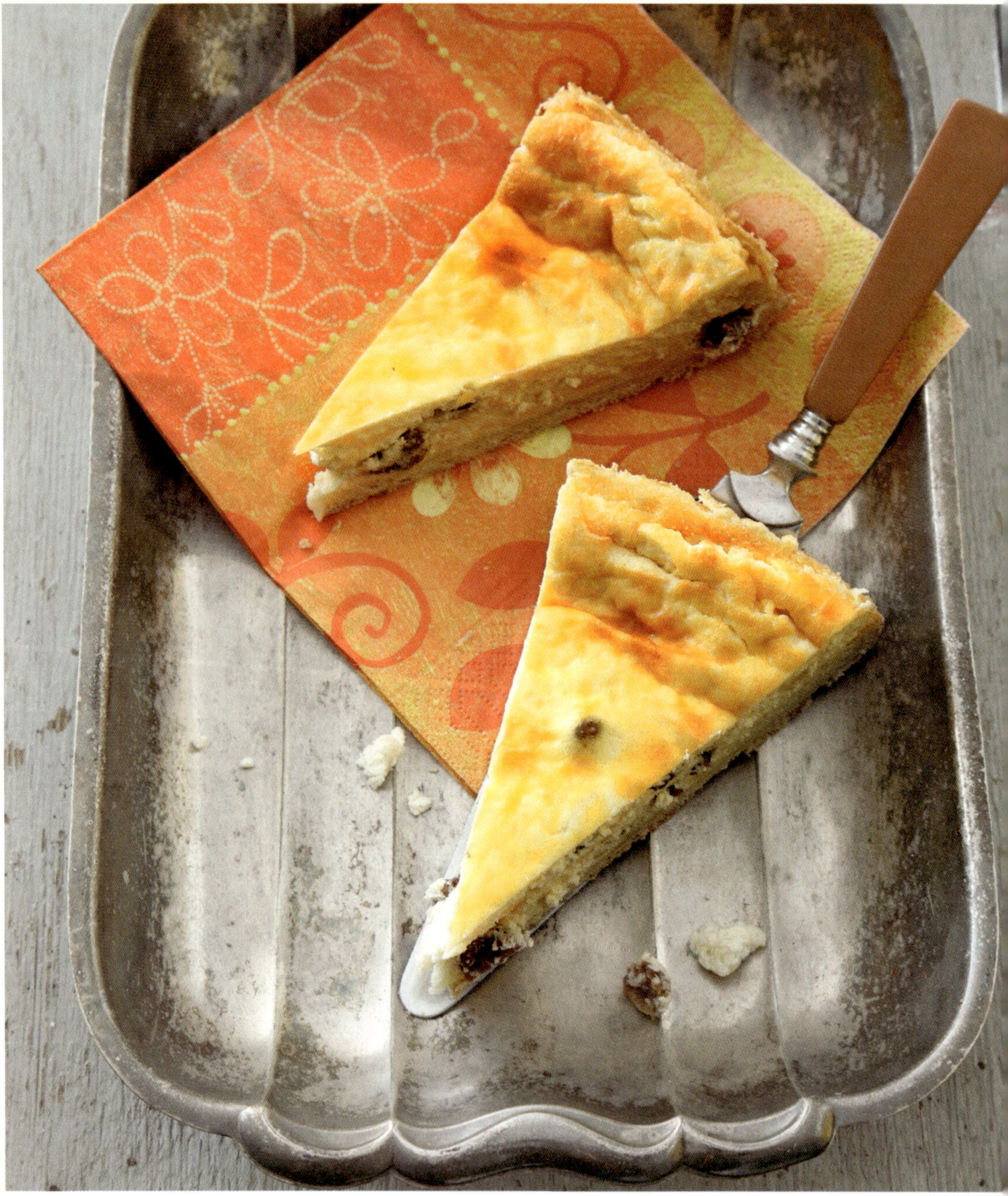

Klassischer Käsekuchen

So lecker wie früher bei Oma

Für 12 Stücke

30 Min. + 60 Min. Backzeit + 7 Std. Kühlzeit

Für den Teig:

80 g kalte Butter
160 g Mehl, Type 550
2 TL Backpulver
1 EL Stevia GrooVia
1 kleines Ei
etwas Butter für die Form

Für die Quarkcreme:

500 ml Milch
2 Pck. Vanille-Puddingpulver
5–6 EL Stevia GrooVia
70 g Butter
3 Eier
1 kg Quark, 20% Fett i.Tr.
etwas abgeriebene Zitronenschale, naturrein
80 g Rosinen

- Den Backofen auf 160 °C vorheizen. Für den Mürbeteig die Butter in Würfel schneiden. Das Mehl mit dem Backpulver mischen. Zusammen mit der Butter, GrooVia und Ei rasch zu einem geschmeidigen Teig verkneten.
- Eine Springform (26 cm Ø) mit Butter einfetten und den Teig gleichmäßig verteilen. Im Backofen etwa 5 Minuten vorbacken.
- Für die Quarkcreme von der Milch 10 Esslöffel abnehmen. Das Puddingpulver und Stevia darin auflösen.
- Die restliche Milch in einem Topf erhitzen. Das aufgelöste Puddingpulver zugeben und unter Rühren aufkochen lassen.
- Die Butter in einer kleinen Pfanne schmelzen lassen. Die Eier trennen. Das Eiweiß steif schlagen.
- Den Quark, die abgeriebene Zitronenschale, Rosinen, flüssige Butter und 2 Eigelbe unter die Puddingmasse rühren und nochmals kurz aufkochen lassen. Dann das Eiweiß vorsichtig unter die Masse heben.
- Die Pudding-Quarkmasse auf den vorgebackenem Boden geben und glatt streichen. Mit dem restlichen Eigelb vorsichtig bestreichen.
- Im Backofen in etwa 1 Stunde backen. Vor dem Anschneiden 6–7 Stunden gut auskühlen lassen.

▶ Nährwerte pro Portion:
393 kcal; 27,1 g F; 24,8 g KH; 12,4 g E; 1,8 BE

Erdbeer-Stracciatella-Schnitten

Macht gute Laune!

Für 15 Stücke
30 Min. + 15 Min. Backzeit + 4 Std. Kühlzeit

Für den Boden:

4 große Eier
1 Prise Meersalz
130 g gemahlenen Mandeln
3 EL Stevia GrooVia
1 EL Kakao, stark entölt

Für den Belag:

3 Blatt Gelatine
250 g Joghurt, 10% Fett
3–4 EL Stevia GrooVia
200 g Sahne
5 EL Schokoraspel, 70% Kakaoanteil
600 g Erdbeeren

- Backofen auf 160 °C vorheizen. Die Eier trennen. Die Eiweiße zusammen mit dem Salz steif schlagen.
- Die Eigelbe mit den gemahlenen Mandeln, Stevia, Kakao und einem Drittel des Eischnees verrühren, dann den restlichen Eischnee vorsichtig unterheben.
- Einen Backrahmen (etwa 25x30 cm) auf ein mit Backpapier ausgelegtes Backblech stellen und den Teig gleichmäßig darauf verteilen. Im Ofen 12–15 Minuten backen, danach gut auskühlen lassen.
- Für den Belag die Gelatine in kaltem Wasser 5 Minuten einweichen. Den Joghurt mit dem Stevia süßen und gut verrühren.
- Die Sahne steif schlagen, vorsichtig mit dem gesüßten Joghurt mischen und die Schokoraspel unterrühren.
- Die Gelatine ausdrücken, in einem kleinen Topf erhitzen und tröpfchenweise unter die Sahnecreme rühren.
- Die Creme auf den Boden geben und ungleichmäßig darauf verstreichen.
- Die Erdbeeren putzen, waschen, beliebig klein schneiden und eng aneinander leicht in die Creme drücken. Den Kuchen für etwa 3–4 Stunden kalt stellen.

▸ Nährwerte pro Portion:
147 kcal; 11,7 g F; 4,8 g KH; 5,5 g E; 0,3 BE

Käsetörtchen mit roter Sauce und Beeren

Das Foto hierzu sehen Sie auf dem Cover.

Für 7 Törtchen

30 Min. + 60 Min. Backzeit + 8 Std. Kühlzeit

Für den Teig:

70 g	Haselnüsse, fein gemahlen
130 g	Mehl, Type 405
2 TL	Backpulver
100 g	Butter
3 EL	Stevia GrooVia
1	Ei

Für die Käsecreme:

750 g	Quark, 20% Fett i.Tr.
3	Eier
5 EL	Stevia GrooVia
1 EL	Zitronenschale, naturrein
350 ml	Milch
150 ml	Sonnenblumenöl
1 Pck.	Vanille-Puddingpulver
	Butter für die Form

Außerdem:

500 g	Erdbeeren
200 g	Himbeeren
1 EL	Stevia GrooVia

- Gemahlene Haselnüsse und Mehl mit dem Backpulver mischen und mit der Butter, Stevia und Ei rasch zu einem geschmeidigen Teig verkneten.
- Den Quark mit den Eiern, Stevia, Zitronenschale und Milch mit den Quirlen des elektrischen Handrührers kräftig aufschlagen. Das Öl und Puddingpulver unterrühren. Den Backofen auf 175 °C vorheizen.
- Eine Springform (26 cm Ø) mit Butter einfetten und den Teig gleichmäßig darin verteilen.
- Die Käsecreme einfüllen (zur Sicherheit die Springform vorher mit Alufolie ummanteln) und im Backofen etwa 55–60 Minuten backen.
- 20 Minuten vor Ende der Backzeit den Kuchen mit Backpapier abdecken.
- Den fertigen Kuchen über Nacht in der Form auskühlen lassen. Mit einem spitzen Messer und einem hohen scharfkantigen Tortenring (7 cm im Durchmesser) am Rand entlang 6 Törtchen, das 7. Törtchen aus der Mitte nehmend, ausstechen.
- Die Törtchen vorsichtig herauslösen und einzeln auf Desserttellern platzieren.
- Erdbeeren und Himbeeren putzen. Für die Sauce 200 g Erdbeeren zusammen mit dem Stevia mit dem Mixstab pürieren. Die Käsetörtchen mit der Sauce und den Früchten garniert servieren.

▶ Nährwerte pro Portion:
729 kcal; 58,7 g F; 30,9 g KH; 19,2 g E; 2,2 BE

Käsesahnetorte mit Himbeeren

Ein echter Sonntagskuchen

Für 16 Stücke
⏲ 25 Min. + 20 Min. Backzeit + Kühlzeit über Nacht

Für den Tortenboden:

3 Eier
1 Prise Salz
5 EL Stevia GrooVia
150 g gemahlenen Haselnüsse
100 g geraspelte Schokolade, 70 % Kakaoanteil
etwas Butter zum Ausfetten
3 TL Semmelbrösel

Für den Belag:

10 Blatt weiße Gelatine
350 g Himbeeren, frisch oder Tiefkühlware
200 g Sahne
375 g Joghurt
500 g Quark, 20% Fett i.Tr.
8 EL Stevia GrooVia
2 EL geraspelte Schokolade, 70% Kakaoanteil
einige Himbeeren für die Garnitur

- Backofen auf 160 °C vorheizen. Die Eier trennen. Die Eiweiße mit einer Prise Salz steif schlagen. Die Eigelbe mit dem Stevia cremig aufschlagen. Die gemahlenen Haselnüsse und geraspelte Schokolade unterrühren.
- Den Eischnee vorsichtig unterheben. Eine Springform (26 cm Ø) mit Backpapier auslegen, den Rand mit Butter ausfetten und mit Semmelbröseln bestreuen.
- Den Teig in der Form verteilen und in 18–20 Minuten backen. Den Tortenboden aus der Form nehmen, das Backpapier noch warm abziehen. Dann Papier und Boden wieder in die Form geben.
- Die Gelatine im kalten Wasser 5 Minuten einweichen. Die frischen Himbeeren verlesen und kurz abspülen, tiefgekühlte auftauen lassen. Einige schöne Früchte für die Garnitur beiseite legen. Die Sahne steif schlagen, mit dem Joghurt, Quark und Stevia mischen. Die Hälfte der Himbeeren unterrühren.
- Die Gelatine ausdrücken, kurz erhitzen, dann tropfenweise unter die Creme rühren. Ein Drittel davon auf dem Tortenboden verteilen und mit den restlichen Himbeeren belegen. Mit der restlichen Creme bedecken und glatt streichen.
- Die Torte über Nacht kalt stellen. Den Rand der Torte mit einem spitzen Messer aus der Form lösen und den Kuchen auf eine Tortenplatte geben. Mit geraspelter Schokolade und Himbeeren garnieren.

▶ Nährwerte pro Portion:
230 kcal; 18,1 g F; 8,1 g KH; 8,4 g E; 0,5 BE

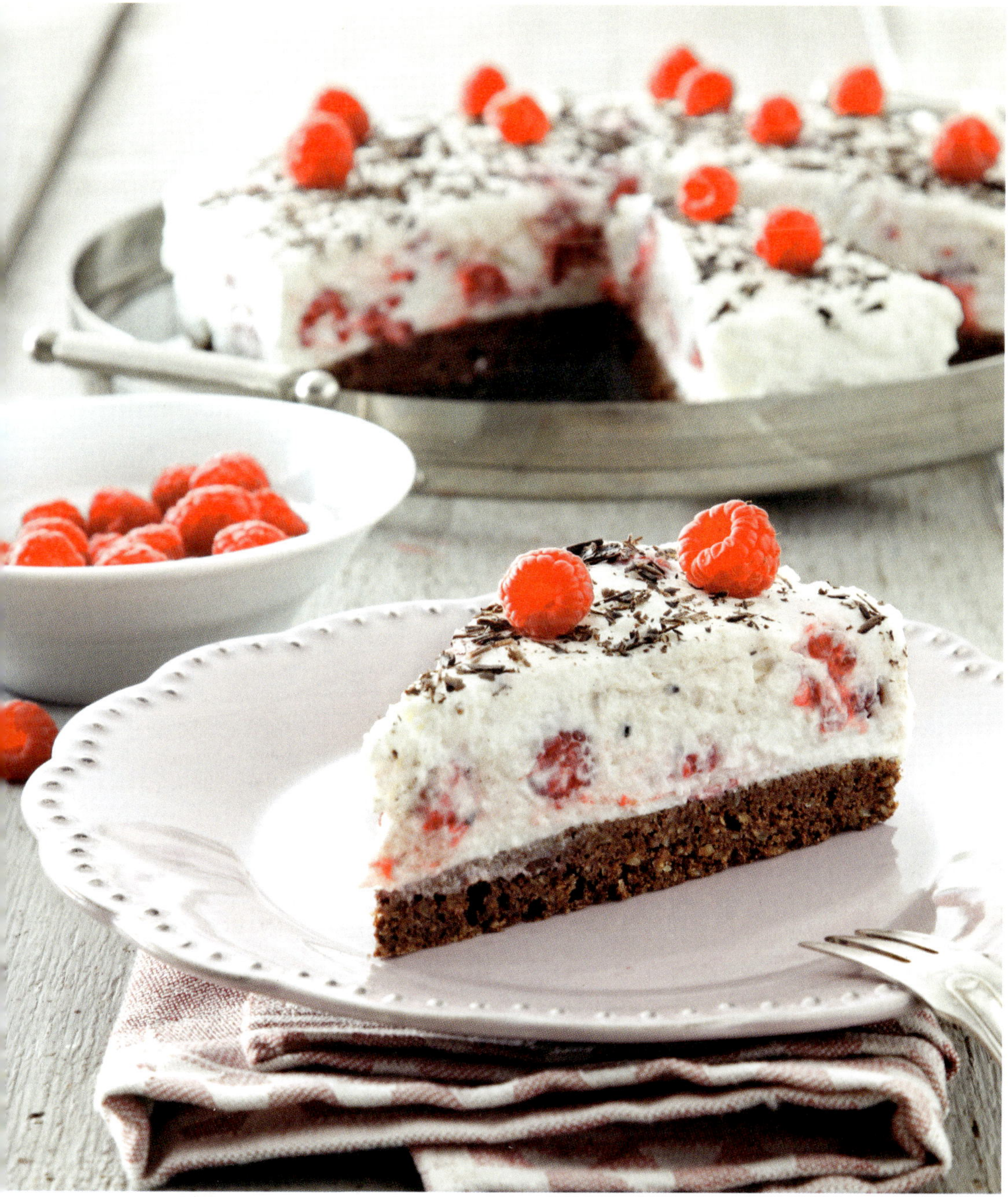

Apfelweinkuchen

Ein „süffiger“ Kuchengenuss

Für 12 Stücke
⏲ 45 Min. + 60 Min. Backzeit + 8 Std. Kühlzeit

Für den Teig:

230 g Weizenmehl, Typ 550
2 TL Backpulver
125 g kalte Butter
1 EL Stevia GrooVia
1 kleines Ei
etwas Butter für die Form

Für den Belag:

1 kg Äpfel
etwas gemahlener Zimt
¾ l Apfelwein
2 Pck. Vanille-Puddingpulver
5–6 EL Stevia GrooVia
3 EL Mandelblättchen
200 ml Sahne

- Das Mehl mit dem Backpulver mischen. Zusammen mit der Butter, Stevia und Ei rasch zu einem geschmeidigen Teig verkneten.
- Eine Springform (26 cm Ø) mit Butter einfetten; ⅔ des Teiges auf dem Springformboden gleichmäßig verteilen und mit einer Gabel mehrmals einstechen.
- Restlichen Teig zu einer Rolle formen, an den Springformrand legen und so an die Form drücken, dass ein 3–4 cm hoher Rand entsteht. Den Backofen auf 175 °C vorheizen.
- Für den Belag die Äpfel schälen und das Kerngehäuse entfernen. Die Äpfel in kleine Stücke schneiden, auf dem Teig verteilen und mit dem Zimt bestreuen.
- Vom Apfelwein 10 Esslöffel abnehmen. Das Puddingpulver und Stevia darin auflösen.
- Den restlichen Apfelwein in einem Topf erhitzen. Das aufgelöste Puddingpulver zugeben und unter Rühren aufkochen lassen.
- Die Apfelweinsauce über die Apfelwürfel gießen. Den Kuchen im Backofen in etwa 1 Stunde backen.
- Anschließend in der Form über Nacht auskühlen lassen, dann den Springformrand lösen und den Kuchen vorsichtig auf einen Kuchenteller platzieren.
- Die Mandelblättchen in einer Pfanne ohne Fett kurz rösten und gleichmäßig auf den Kuchen streuen. Die Sahne steif schlagen und den äußeren Kuchenrand damit verzieren. Gut gekühlt servieren.

▶ Nährwerte pro Portion:
319 kcal; 16,1 g F; 34,1 g KH; 3,7 g E; 2,8 BE

Linzer Streuselkuchen

Kinderleichter Kuchen – schmeckt der ganzen Familie!

- Butter in einem kleinen Topf schmelzen lassen, von der Kochstelle nehmen, Zitronenschale, Ei und Stevia zugeben und alles cremig aufschlagen.
- Das Mehl mit dem Backpulver mischen. Die Hälfte davon unter den Teig rühren. Das restliche Mehl zugeben und alles mit den Händen zu Streuseln verkneten.
- Zwei Drittel der Streusel auf eine mit Backpapier ausgelegten Springform (20 cm Ø) gleichmäßig verteilen.
- Aprikosen- und Johannisbeerkonfitüre in Klecksen auf den Boden geben, sodass ein beliebiges Muster entsteht. Die restlichen Streusel auf dem Kuchen verteilen und 30–35 Minuten im Ofen bei 175 °C backen.

▶ Nährwerte pro Portion:
210 kcal; 13,5 g F; 18,9 g KH; 3,6 g E; 1,6 BE

Für 12 Stücke
⏱ 30 Min. + 30–35 Min. Backzeit,

180 g	Butter
1 EL	Zitronenschale, naturrein
1	Ei
5 EL	Stevia GrooVia
300 g	Mehl, Type 405
1 TL	Backpulver
60 g	Aprikosenkonfitüre für Diabetiker ohne Zucker
60 g	Johannisbeerkonfitüre für Diabetiker ohne Zucker

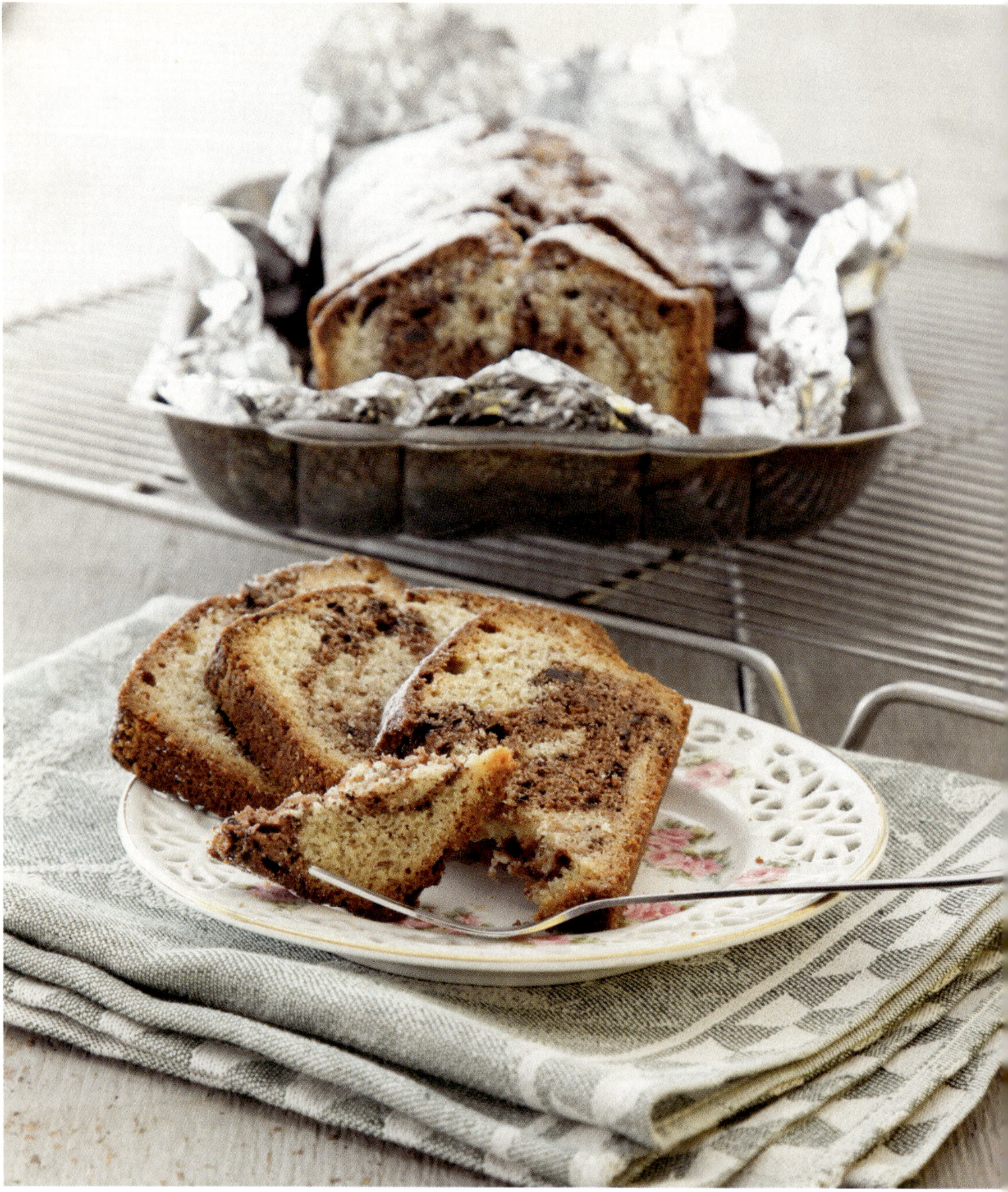

Königskuchen

Mit kleinen Schokoladenstückchen als Extra

Für 12 Stücke
30 Min. + 55 Min. Backzeit

125 g weiche Butter
5 EL Stevia GrooVia
80 ml warme Milch
2 Eier
1 Msp. Salz
150 g Mehl, Type 405
100 g fein gemahlene Haselnüsse
½ Pck. Backpulver
1 EL Kakao, stark entölt
3 EL Schokostückchen, 70% Kakaoanteil
Butter für die Form
1 EL Stevia Puderzucker

- Die Butter mit dem Stevia und der Milch cremig aufschlagen. Die Eier einzeln unterrühren. Gemahlene Haselnüsse und Salz zugeben.
- Das Mehl mit dem Backpulver mischen und unter die Butter-Eiermasse rühren. Den Teig in zwei Portionen teilen. Ein Drittel davon mit dem Kakao mischen. Die Schokostückchen unterrühren. Den Backofen auf 175 °C vorheizen.
- Eine Kastenform (25 cm Länge) mit Butter einfetten und mit etwas Mehl austreuen. Beide Teige abwechselnd in die Form geben; mit einer Gabel Spiralen durch den Teig ziehen, damit eine Marmorierung entsteht, und glatt streichen.
- Im Backofen etwa 50–55 Minuten backen. Den Kuchen nach etwa 40 Minuten Backzeit mit Alufolie oder Pergamentpapier abdecken.
- Nach Ende der Backzeit den Königskuchen aus der Form nehmen und auf einem Gitterrost gut auskühlen lassen. Vor dem Servieren mit Puderzucker bestäuben.

▶ Nährwerte pro Portion:
208 kcal; 16 g F; 12 g KH; 4,3 g E; 0,9 BE

Tipp

Machen Sie nach 45 Minuten die Stäbchenprobe, indem Sie mit einem Holzstäbchen in den Kuchen stechen. Klebt noch Teig daran, dann den Kuchen noch einige Minuten weiter backen.

Erdbeer-Biskuitrolle

Lecker und leicht – extrem verführerisch

Für 18 Stücke

⏲ 45 Min. + 12 Min. Backzeit + Kühlzeit über Nacht

Teig:

5 große Eier
1 Msp. Salz
1 EL Zitronensaft
1 EL Stevia GrooVia
150 g fein gemahlene Mandeln

Außerdem:

2 EL fein gemahlene Mandeln

Füllung:

6 Blatt Gelatine
300 g Erdbeeren
400 g Sahne
200 g Joghurt, 3,5% Fett
3–4 EL Stevia GrooVia
einige Minzeblättchen

- Backofen auf 175 °C vorheizen. Die Eier trennen. Die Eiweiße mit dem Salz steif schlagen. Eigelb, gemahlene Mandeln, Zitronensaft und Stevia mischen. Den Eischnee unterheben.
- Ein Backblech mit Backpapier (etwa 30x43 cm) auslegen und den Teig gleichmäßig darauf verteilen. Im Ofen in 10–12 Minuten backen.
- Ein Küchenhandtuch ausbreiten und dünn mit den gemahlenen Mandeln bestreuen. Die heiße Teigplatte auf das Küchenhandtuch stürzen, das Backpapier abziehen, der Breite nach mithilfe des Küchenhandtuches aufrollen und auskühlen lassen.
- Gelatine in kaltem Wasser 5 Minuten einweichen. Die Erdbeeren putzen und waschen. Für die Garnitur einige davon in dünne Scheiben schneiden. Die restlichen Früchte pürieren.
- Die Gelatine ausdrücken, in einem kleinen Topf erhitzen und unter das Püree mischen. Die Sahne steif schlagen. Die Hälfte der Sahne, Joghurt und Stevia unter das Erdbeerpüree heben und im Kühlschrank in 2–3 Stunden fast fest werden lassen.
- Den Biskuitboden vorsichtig aufrollen, mit der Erdbeersahne bestreichen, dann mithilfe des Küchenhandtuches wieder zu einer Rolle formen. Mit der restlichen Sahne bestreichen und mit den Erdbeerscheiben und Minzeblättchen garnieren. Über Nacht im Kühlschrank schnittfest werden lassen.

▶ Nährwerte pro Portion:
159 kcal; 14,1g F; 2,6 g KH; 5,5 g E; 0,1 g BE

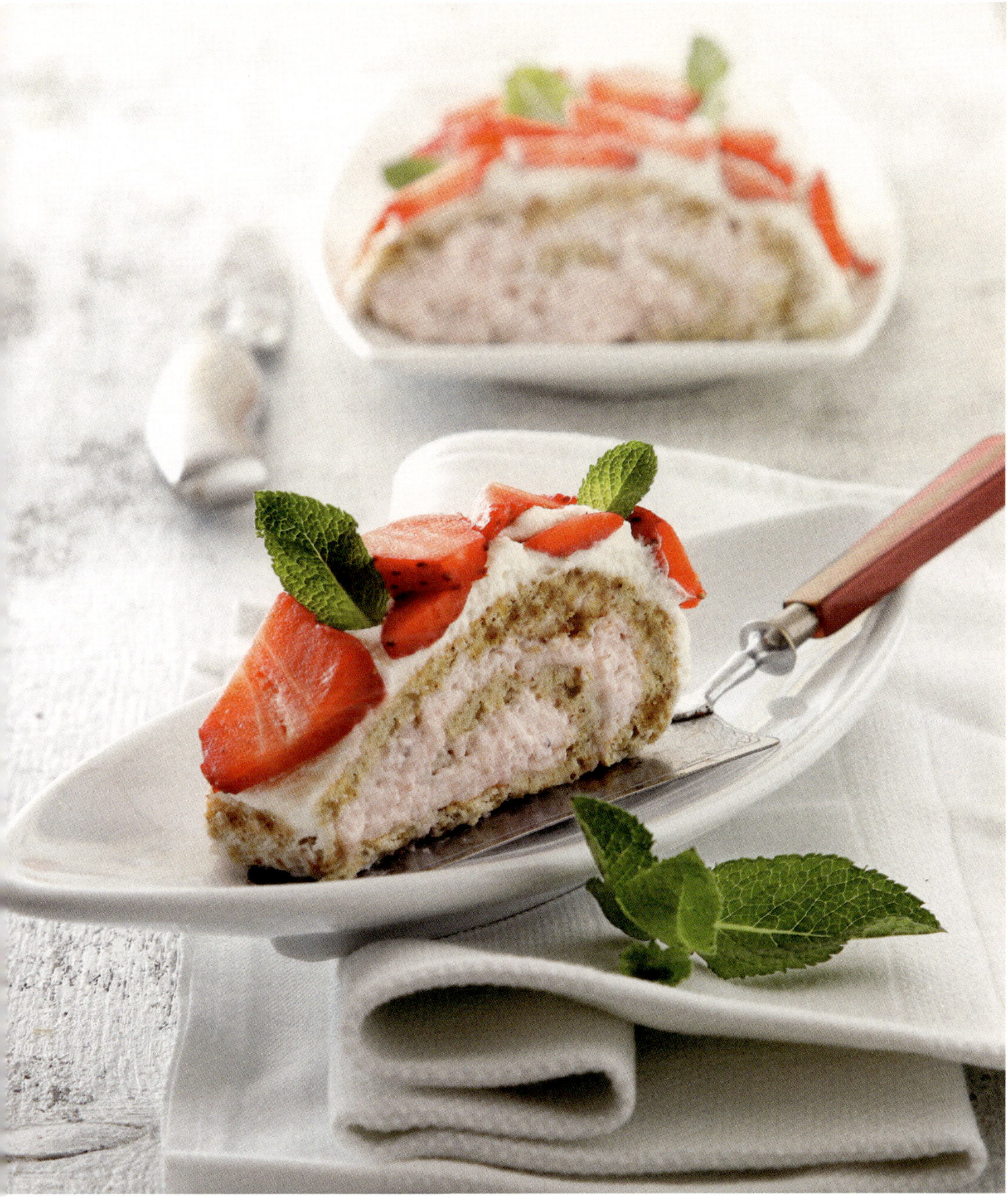

Sauerkirschkuchen

Fruchtgenuss, der sich zu jeder Jahreszeit schnell zaubern lässt.

Für 12 Stücke
⏲ 30 Min. + 22 Min. Backzeit

Für den Teig

3 Eier
150 g Quark, 20% Fett i.Tr.
2 EL Stevia GrooVia
1 EL Zitronensaft
1 EL abgeriebene Schale einer unbehandelten Zitrone
125 g gemahlene Mandeln
1 Msp. Meersalz
etwas Butter für die Form

Für den Belag:

500 g Sauerkirschen aus dem Glas, ohne Zucker
50 g Mandelblättchen
125 ml Kirschsaft
1 Pck. Tortengusspulver
2 EL Stevia GrooVia
einige Sahnetupfer

- Die Eier trennen. Die Eigelbe mit dem Quark, Stevia, Zitronensaft und Zitronenschale cremig verrühren. Die gemahlenen Mandeln unterrühren.
- Die Eiweiße zusammen mit dem Salz steif schlagen, dann gleichmäßig unter den Teig heben. Backofen auf 160 °C vorheizen.
- Eine Tortenbodenform gut einfetten und den Teig gleichmäßig in die Form füllen. Im Ofen 20–22 Minuten backen, aus der Form nehmen und auf einem Gitter auskühlen lassen.
- Die Kirschen auf ein Sieb geben, gut abtropfen lassen und den Saft dabei auffangen. Die Mandelblättchen gleichmäßig auf dem Tortenboden verteilen und mit den Kirschen belegen.
- Für den Tortenguss 125 ml Saft mit 125 ml Wasser verdünnen. Das Tortengusspulver mit dem Stevia süßen und glatt einrühren. Die Flüssigkeit unter Rühren zum Kochen bringen. Anschließend 1 Minute abkühlen lassen, dann den Guss gleichmäßig auf den Früchten verteilen. Mit Sahnetupfern garnieren.

▶ Nährwerte pro Portion:
208 kcal; 14,9 g F; 11,5 g KH; 6,7 g E; 0,8 BE

Birnen-Marzipan-Kuchen

Überraschung – mit süßen Birnenstückchen und selbst gemachtem Marzipan im Inneren.

- Für das Marzipan die gemahlenen Mandeln, Stevia (als fein vermahlenen Puderzucker) mit dem Rum, Rosenwasser, Bittermandelöl und Honig verkneten.
- Die Birnen waschen, schälen, vierteln und das Kerngehäuse herausschneiden.
- Für den Teig die Butter mit Stevia und Bittermandelöl in eine Rührschüssel geben und mit den Quirlen eines elektrischen Handrührgerätes verrühren.
- Die Eier nacheinander einzeln zugeben und so lange rühren, bis eine glatte Masse entsteht. Das Mehl mit dem Backpulver mischen und zugeben. Milch und Salz unterrühren. Backofen auf 175 °C vorheizen.
- Die Hälfte des Teiges in eine gut eingefettete Springform (26 cm Ø) geben und die Marzipanmasse darüber zerkrümeln. Die Birnenviertel darauflegen, den restlichen Teig gleichmäßig darüber verteilen und glatt streichen.
- Im Backofen etwa 30 Minuten backen, dann mit einem Hölzchen die Garprobe machen. Wenn beim Herausziehen noch Teig daran kleben bleibt, weitere 10 Minuten backen. Dabei den Kuchen eventuell mit Alufolie abdecken.
- Nach dem Backen den Kuchen noch etwa 10 Minuten in der Form lassen, dann aus der Form lösen und auf einem Kuchengitter auskühlen lassen. Mit Stevia Puderzucker bestäuben.

▶ Nährwerte pro Portion:
420 kcal; 28,8 g F; 30,8 g KH; 9,1 g E; 2,5 BE

Für 12 Stücke
⏲ 45 Min. + 40 Min. Backzeit

Für das Marzipan:

175 g	fein gemahlene Mandeln
3 EL	Stevia GrooVia Puderzucker
2 EL	Rum
2 EL	Rosenwasser
einige	Tropfen Bittermandelöl
1 EL	Honig
4	Birnen, mittelgroß

Für den Teig:

250 g	weiche Butter
6 EL	Stevia GrooVia
½	Fläschchen Bittermandelöl
4	Eier
400 g	Mehl, Type 405
1 Pck.	Backpulver
5 EL	Milch
1 Msp.	Salz
	Butter für die Form
1–2 EL	Stevia Puderzucker

Kleingebäck

Belegtes, Gefülltes und Umhülltes – jetzt kommt Abwechslung auf den Kaffeetisch! Ob Haselnuss-Schnitten, Windbeutel oder Apfelstücke im Versteck – genau das Richtige zum Reinbeißen.

Hier lohnt sich das Selbstbacken besonders, da alles superschnell zubereitet und alles ohne Zucker ist. Das macht die Sache so viel vorteilhafter. Um bei Speisen, die mit Mehl zubereitet werden, Volumen und Bräune zu erreichen, ist es empfehlenswert, hier das Granulat Stevia GrooVia zu verwenden. Bei saftigem Obst, cremigem Joghurt oder flüssiger Sahne können Sie auch „Stevia Fluid flüssig“ oder feines Stevia-Pulver, wie zum Beispiel: „ChrysaNova plus“ oder „Rebaudiosid“ verwenden. Doch diese verschiedenen Stevia-Produkte bitte vorsichtig dosieren – denken Sie an die 200–450-fache Süßkraft im Vergleich zu raffiniertem Zucker!

▸ Kleine Rosinenschnecken (S. 50)

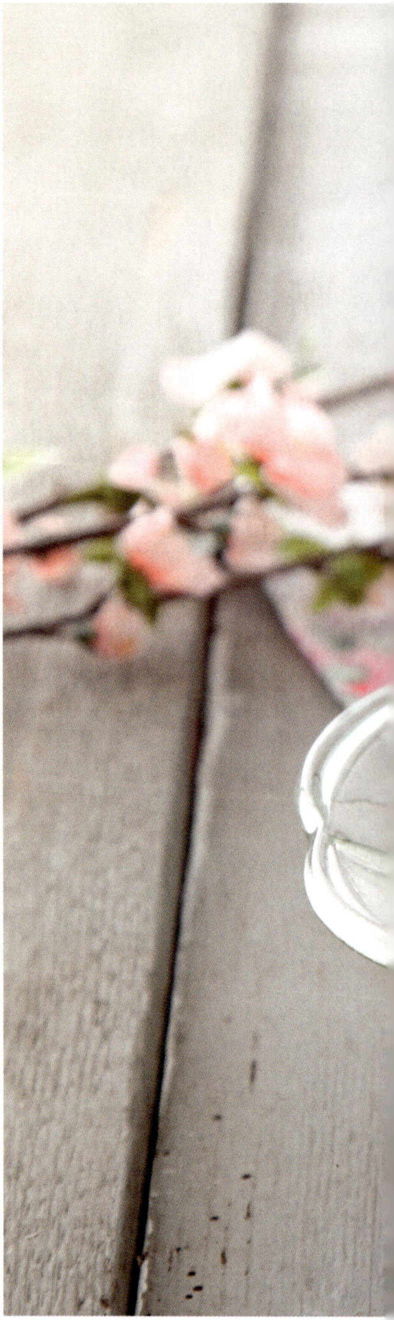

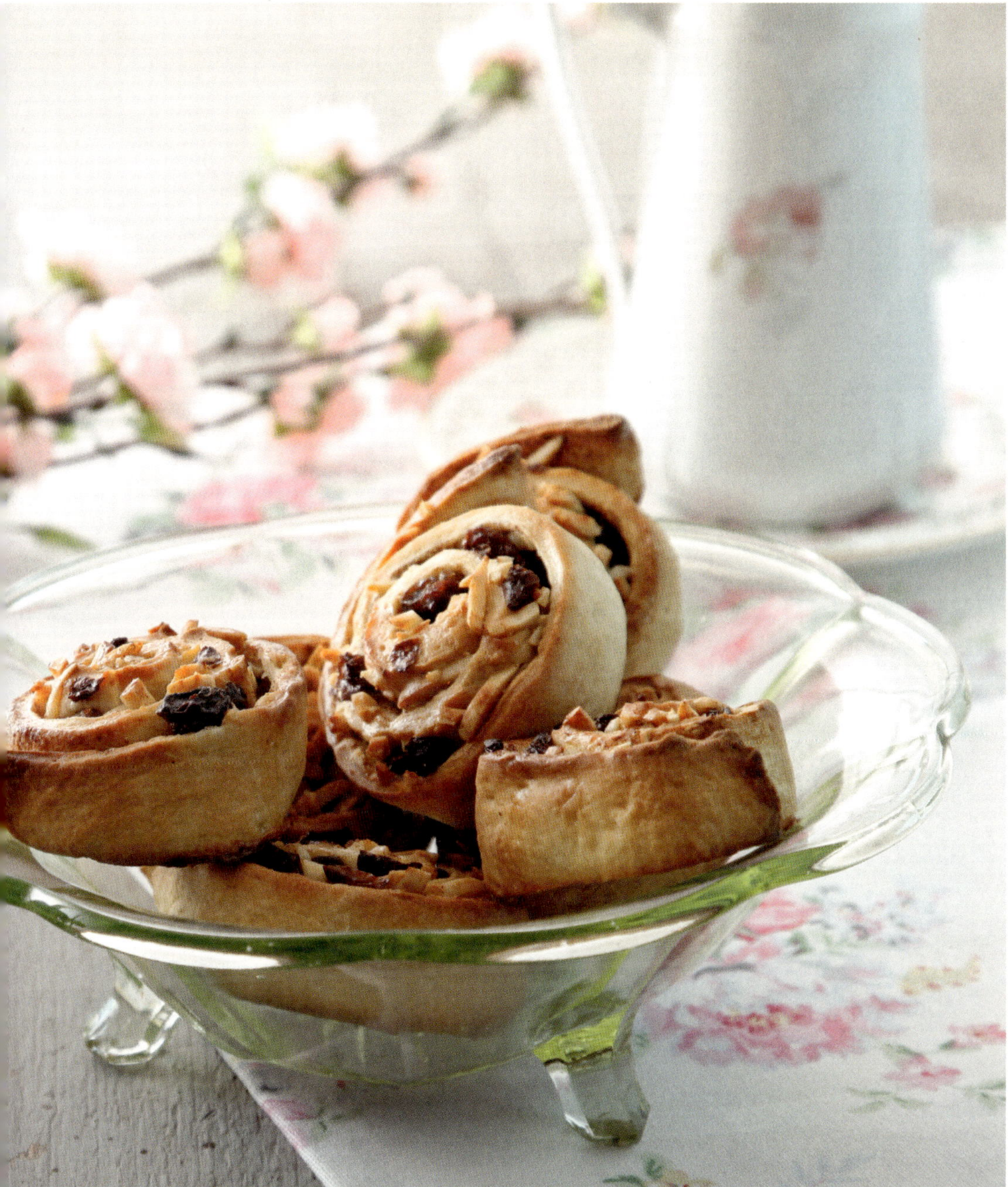

Kleine Rosinenschnecken

Gut zum Abreagieren: Der Hefeteig muss ordentlich durchgeknetet werden (Foto S. 49).

Für 16 Stücke
1 Std. +
1½ Std. Ruhezeit +
15 Min. Backzeit

100 g Rosinen
100 ml Milch
40 g Butter
250 g Weizenmehl, Type 550
½ Würfel Hefe
1 Prise Zucker
1 EL Stevia GrooVia

Für die Füllung:

40 g weiche Butter
1 EL Zimt
3 EL Stevia GrooVia
100 g Mandelstifte
3 EL Kondensmilch

- Die Rosinen mit kochendem Wasser übergießen, dann abgießen und beiseite stellen. Milch und Butter in einen Topf geben und leicht erwärmen.
- Das Mehl in eine Schüssel geben und in die Mitte eine Vertiefung drücken. Hefe und Zucker hineinbröckeln, die Milchbutter zufügen und zu einem geschmeidigen Vorteig verkneten. Das Ganze zugedeckt an einem warmen Ort etwa 20 Minuten ruhen lassen.
- Anschließend das restliche Mehl und Stevia unterkneten und den Teig 20–30 Minuten gehen lassen.
- Dann den Teig nochmals gut durchkneten, ihn zwischen Klarsichtfolie legen und zu einer dünnen rechteckigen Fläche von etwa 30x40 cm ausrollen.
- Für die Füllung den Teig mit der weichen Butter bestreichen und mit dem Zimt und Stevia bestreuen. Die Rosinen und Mandelstifte mischen und gleichmäßig auf der Oberfläche verteilen.
- Den Teig von der Länge her aufrollen und mit einem scharfen Messer in etwa 2,5 cm dicke Scheiben schneiden. Die Hefeschnecken mit großem Abstand auf ein mit Backpapier ausgelegtes Backblech legen und abermals zugedeckt für etwa 30 Minuten gehen lassen. Den Backofen auf 200 °C vorheizen.
- Die Schnecken mit der Kondensmilch bestreichen und im Ofen 12–15 Minuten backen. Auf einem Kuchengitter auskühlen lassen.

▶ Nährwerte pro Portion:
153 kcal; 8,1 g F; 16,3 g KH; 3,4 g E; 1,3 BE

Haselnuss-Schnitten

Doppeldecker mit ganzen Nüssen zum Knuspern

Für 20 Stücke
30 Min. + 30 Min. Backzeit

Für den Teig:

100 g flüssige Butter
4 EL Stevia GrooVia
2 Eier
150 g Mehl, Type 405
2 TL Backpulver
1 Msp. Salz

Für den Belag:

100 g Butter
100 g Haselnüsse, grob gehackt
100 g Haselnüsse
5 EL Stevia GrooVia
2 EL Mehl
50 ml Sahne

- Backofen auf 175 °C vorheizen. Butter mit Stevia in eine Rührschüssel geben und mit den Quirlen eines elektrischen Handrührgerätes verrühren.
- Die Eier einzeln zugeben und so lange rühren, bis eine glatte Masse entsteht.
- Mehl, Backpulver und Salz unterrühren. Eine viereckige Backform (etwa 20x25 cm) mit Backpapier auslegen und den Teig gleichmäßig darauf verteilen. Im Ofen 10 Minuten backen
- Für den Belag die Butter, ganze und gehackte Haselnüsse, Stevia, Mehl und Sahne in ein Pfännchen geben und unter Rühren langsam aufkochen.
- Kuchen aus dem Ofen nehmen und die Nussmasse gleichmäßig darauf verteilen. Dann nochmals 15–18 Minuten weiter backen.
- Anschließend auf einem Kuchengitter auskühlen lassen und in 5x5 cm große Stücke schneiden.

▶ Nährwerte pro Portion:
187 kcal; 16 g F; 8,1 g KH; 3,0 g E; 0,6 BE

Zitronentarte

Einfach köstlich: knuspriger Mürbeteigboden – cremige Zitronenfüllung.

Für 8 Stücke
35 Min. + 45 Min. Backzeit

Für den Teig:
- 100 g Mehl, Type 405
- 80 g gemahlene Mandeln
- 80 g kalte Butter in Stückchen
- 2 EL Stevia GrooVia
- 1 kleines Ei
- 1 Msp. Meersalz

Für die Füllung:
- 2 große Zitronen, naturrein für 100 ml Saft
- 4 Eier
- 5 EL Stevia GrooVia
- 175 g Frischkäse
- 1 TL Stevia Puderzucker

- Mehl, gemahlene Mandeln, Butter, Stevia, Ei und Salz schnell mit den Händen zu einem geschmeidigen Teig verkneten. Den Teig in Folie wickeln und 30 Minuten kalt stellen. Den Backofen auf 160 °C vorheizen.
- Eine Tarteform (24 cm Ø) mit Backpapier auslegen, den Teig gleichmäßig darin verteilen, dabei einen kleinen Rand formen. Im Backofen etwa 5 Minuten vorbacken.
- Für die Füllung die Zitronen heiß abwaschen und etwa 1 Esslöffel von der Schale fein abreiben. Die Zitronen halbieren, 6 dünne Scheiben abschneiden, halbieren und für die Garnitur beiseite legen. Die restlichen Zitronen auspressen.
- Die Eier zusammen mit dem Stevia mit den Quirlen des Handrührers kräftig aufschlagen, so lange, bis sich die Kristalle aufgelöst haben. Frischkäse, Zitronensaft und die abgeriebene Zitronenschale untermischen.
- Die Temperatur des Backofens auf 150 °C zurückschalten.
- Die Zitronencreme auf den Teigboden geben. Die Tarte 35–40 Minuten backen, bis sich die Füllung leicht fest anfühlt.
- Die Zitronentarte abkühlen lassen und mit den halben Zitronenscheiben belegen. Den Rand mit Stevia Puderzucker bestäuben.

▶ Nährwerte pro Portion:
316 kcal; 24,9 g F; 12,6 g KH; 10,4 g E; 0,9 BE

Kleine Windbeutel

Sind garantiert schnell weg.

Für 15 Stück

⏲ **20 Min. + 20 Min. Backzeit**

50 g	Butter
1 Prise	Salz
100 g	Mehl, Type 405
2	Eier
½ TL	Backpulver
200 ml	Sahne
	einige Tropfen Stevia Fluid

- In einem Topf 125 ml Wasser zum Kochen bringen. Die Butter darin schmelzen lassen. Salz und das komplette Mehl auf einmal zufügen und mit einem Kochlöffel kräftig rühren, bis sich der Teig vom Topfboden löst und einen dicken Kloß bildet.
- Zunächst ein Ei unterrühren, dann den Topf vom Herd nehmen und den Teig leicht abkühlen lassen. Dann das zweite Ei und Backpulver zufügen und so lange rühren, bis ein glänzender Teig entstanden ist. Den Backofen auf 200 °C vorheizen.
- Ein Backblech mit Backpapier auslegen und mit ein paar Wasserspritzern anfeuchten. Den Teig in einen Spritzbeutel mit großer Sterntülle füllen oder esslöffelweise 15 kleine Bällchen auf das Backpapier setzen.
- Im Backofen 15–20 Minuten goldbraun backen, dabei die Tür während des Backvorgangs nicht öffnen.
- Anschließend die Windbeutel auf einen Rost legen und mit einem Messer zur Hälfte einschneiden, damit die heiße Luft entweicht. Das Gebäck vollständig auskühlen lassen.
- Die Sahne zusammen mit dem Stevia steif schlagen und die Windbeutel damit füllen.

▶ Nährwerte pro Portion:
98 kcal; 7,7 g F; 5,3 g KH; 2,0 g E; 0,4 BE

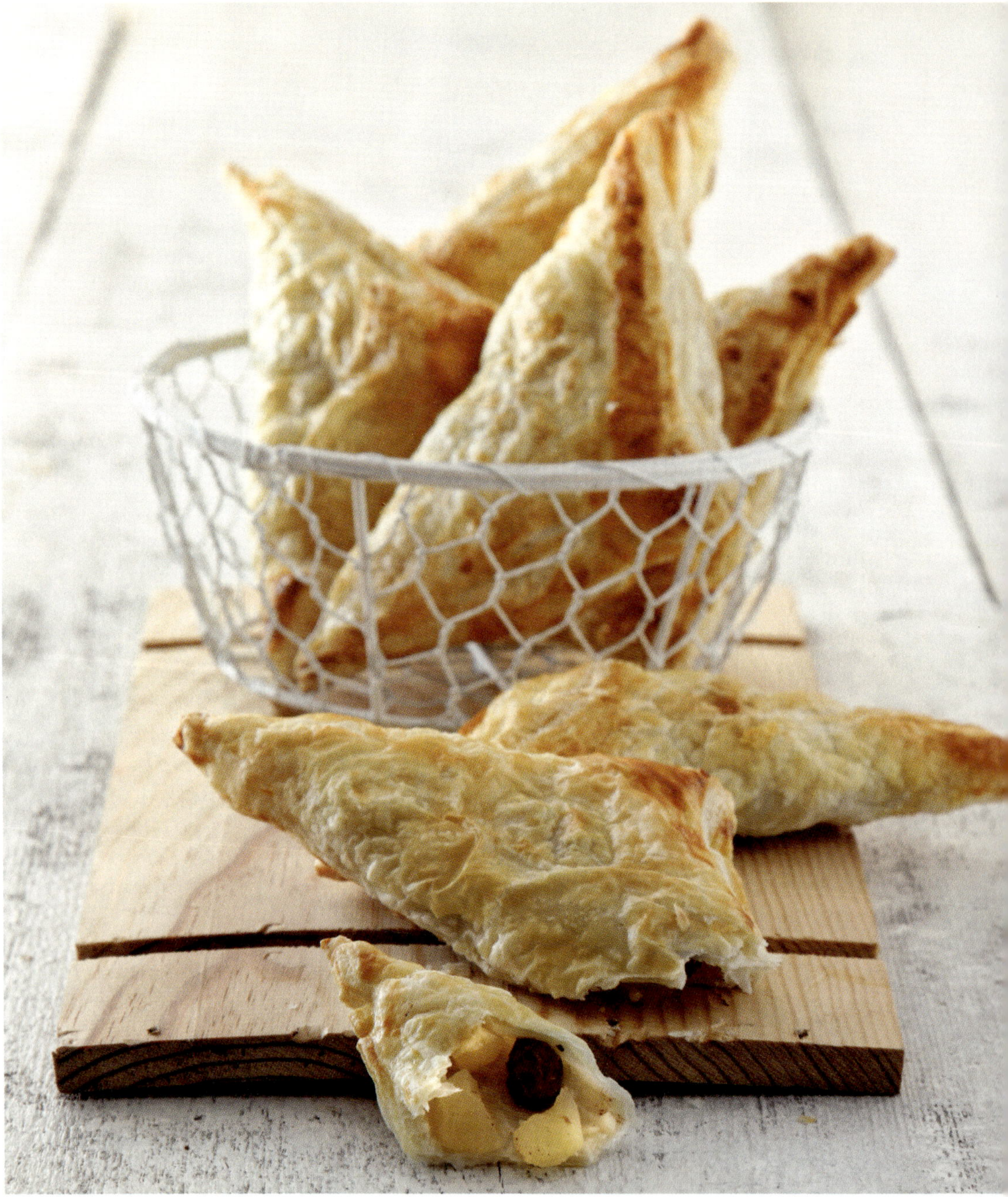

Apfelstücke im Versteck

Zur gemütlichen Teestunde nach einem langen Winterspaziergang

Für 6 Stücke

20 Min. + 10 Min. Backzeit

125 g Blätterteig, TK · 2 kleine Äpfel · 2 EL Zitronensaft · 4 EL Rosinen · 2 EL Stevia GrooVia · 2 EL Rum · 1 TL Zimt · 4 EL gehackte Mandeln · 1 Ei

- Den Blätterteig auftauen lassen. Das Ei trennen.
- Die Äpfel schälen, klein schneiden und mit wenig Wasser, Zitronensaft, Rosinen, Stevia und Rum bissfest dünsten. Den Backofen auf 220 °C vorheizen.
- Die Blätterteigscheiben auf etwa 13x13 cm ausrollen. Die abgetropften Apfelstücke, Zimt und Mandeln darauf verteilen. Die Ränder mit Eiweiß bestreichen und diagonal zusammenklappen.
- Das Eigelb mit etwas Wasser verquirlen und den Teig damit bestreichen. Die Stücke im Ofen 10 Minuten backen.

► Nährwerte pro Portion:
201 kcal; 11,7 g F; 17,9 g KH; 3,8 g E; 1,5 BE

Spanisches Mandelküchlein

Nicht nur für Mandelliebhaber ein Geheimtipp

Für 16 Stücke

25 Min. + 45 Min. Backzeit

8 Eier · 7 EL Stevia GrooVia · 1 TL Zimt · 1 EL abgeriebene Zitronenschale, naturrein · 220 g gemahlene Mandeln · 30 g gehackte Mandeln · 1 Msp. Salz · 1 EL Stevia Puderzucker

- Backofen auf 160 °C vorheizen. Die Eier trennen. Die Eigelbe mit dem Stevia, Zimt und Zitronenschale verrühren. Die Mandeln unterrühren.
- Die Eiweiße mit dem Salz steif schlagen. Zuerst eine Hälfte des Eischnees unterrühren, dann den restlichen Eischnee vorsichtig unterheben.
- Eine Springform (26 cm Ø) mit Butter einfetten und mit etwas Paniermehl ausstreuen. Den Teig hineingeben und den Kuchen im Ofen etwa 40–45 Minuten backen.
- Auf einem Gitter auskühlen lassen und mit Puderzucker bestäuben.

► Nährwerte pro Portion:
140 kcal; 12,3 g F; 0,9 g KH; 6,8 g E; 0 BE

Mandarinen-Schmand-Schnitten

Cremige kleine Köstlichkeit, aber längst nicht so opulent wie eine Sahnetorte

Für 25 Stücke
35 Min. + 20 Min. Backzeit

Für den Teig:

125 g Quark, 10% Fett i.Tr.
6 EL Öl
5 EL Milch
2 EL Stevia GrooVia
200 g Mehl, Type 405
½ Pck. Backpulver

Für den Belag:

250 ml Milch
1 Pck. Vanille-Puddingpulver
3 EL Stevia GrooVia
200 g Schmand
200 g Mandarinen (aus dem Glas ohne Zucker)
4 EL Mandelblättchen

- Den Quark in eine Schüssel geben und mit dem Öl, Milch und Stevia verrühren.
- Mehl mit dem Backpulver mischen. Die Hälfte davon mit dem Knethaken eines Rührgerätes unterrühren. Das restliche Mehl mit den Händen unterkneten.
- Den Backofen auf 200 °C vorheizen.
- Den Teig zu einer Größe von 25x25 cm ausrollen und auf ein gefettetes Backblech legen. Im Backofen etwa 18–20 Minuten backen.
- Von der Milch 6 Esslöffel abnehmen, Puddingpulver und Stevia darin auflösen.
- Restliche Milch erhitzen. Angerührtes Puddingpulver zugeben und unter Rühren aufkochen lassen. Schmand cremig unterrühren. Abkühlen lassen.
- Creme auf den Teig streichen, mit den Mandarinen belegen und Mandelblättchen bestreuen.
- In ca. 5x5 cm große Stücke schneiden.

▶ Nährwerte pro Portion:
112 kcal; 7,2 g F; 9,7 g KH; 2,2 g E; 0,8 BE

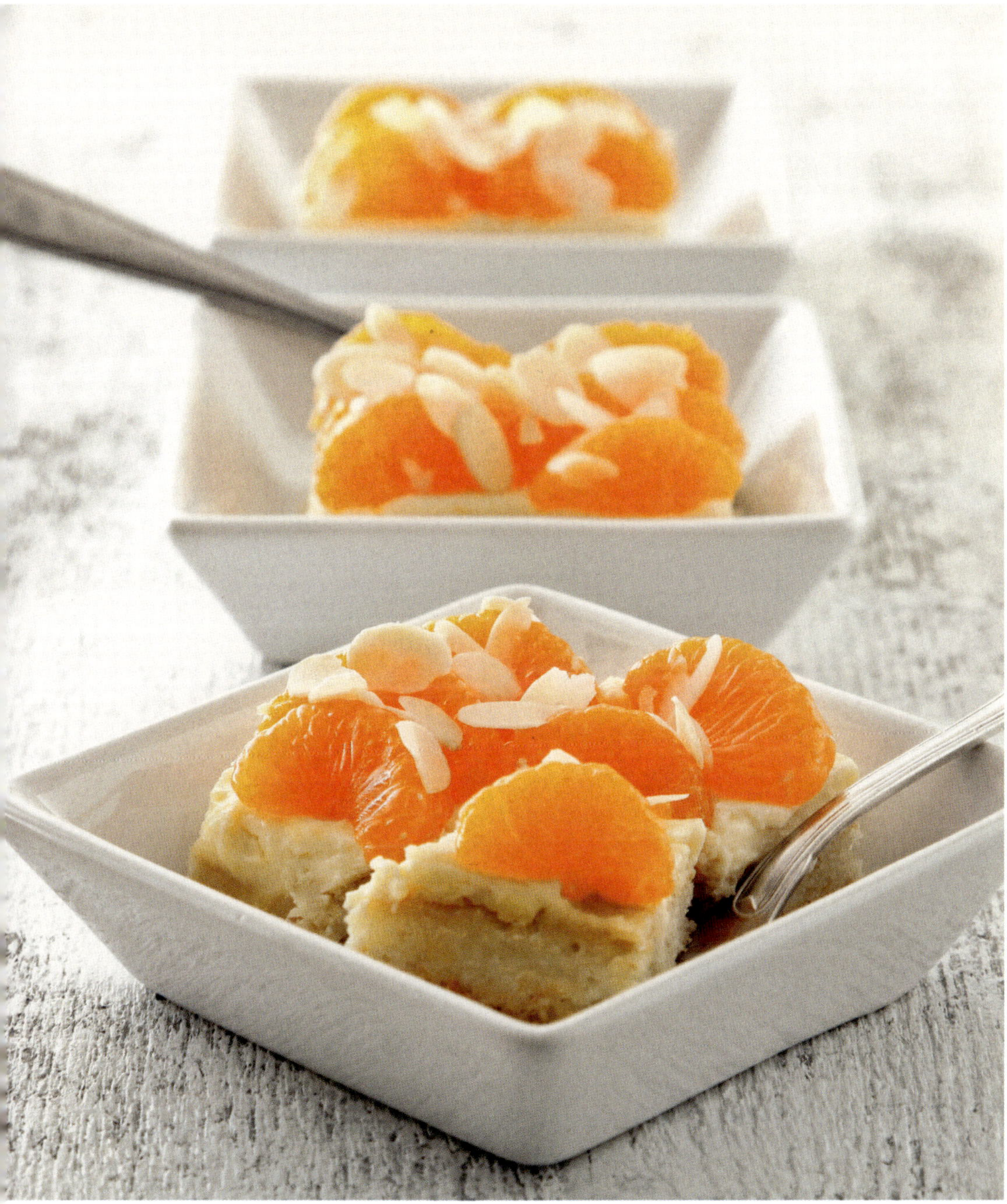

Rosinenbrötchen

Versüßen das Sonntagsfrühstück!

Für 12 Stück
⏲ 20 Min. + 40 Min. Ruhezeit + 20 Min. Backzeit

3 EL	Rosinen
½ Würfel	Hefe
180 ml	handwarme Milch
1 Prise	Zucker
125 g	feines Weizenvollkornmehl
125 g	Mehl, Type 405
100 g	gemahlene Mandeln
1 EL	abgeriebene Zitronenschale, naturrein
1 Prise	Salz
2 TL	Stevia GrooVia
2 EL	Kondensmilch

- Die Rosinen mit kochendem Wasser überbrühen, 5 Minuten quellen lassen, dann abgießen und beiseite stellen. Die beiden Mehlsorten mischen.
- Die Hefe in der warmen Milch, zusammen mit einer Prise Zucker, auflösen und mit der Hälfte des Mehls zu einem Vorteig verrühren. Ihn etwa 20 Minuten zugedeckt an einem warmen Ort gehen lassen.
- Anschließend die gemahlenen Mandeln, Zitronenschale, Salz und Stevia hinzufügen und alles zu einem geschmeidigen Teig verkneten. Die Rosinen unterkneten.
- Mit bemehlten Händen den Teig in 12 gleich große Portionen aufteilen, zu runden Brötchen formen.
- Die Rosinenbrötchen auf ein mit Backpapier ausgelegtes Blech setzen und zugedeckt nochmals an einem warmen Ort etwa 20 Minuten gehen lassen. Mit der Kondensmilch bestreichen.
- Den Backofen auf 200 °C vorheizen. Die Brötchen 20 Minuten backen, aus dem Ofen nehmen und auskühlen lassen. Nach Belieben mit frischer Butter und Diabetiker-Konfitüre genießen.

▶ Nährwerte pro Portion:
137 kcal; 5,4 g F; 17,5 g KH; 4,5 g E; 1,4 BE

Danziger Raderkuchen

In Öl ausgebackene süße Teilchen, nach denen sich nicht nur Kinder die Finger lecken.

Für 70 Stück

45 Min.

400 g Mehl, Type 405 · 2 TL Backpulver · 150 g kalte Butter in Flöckchen · 3 Eier · 3 EL Öl · 1 EL Stevia GrooVia · 1 Msp. Salz · ½ Fläschchen Rum-Aroma · ½ Fläschchen Bittermandelöl · Öl zum Ausbacken · 2 EL Stevia Puderzucker

- Mehl, Backpulver, Butter, Eier, Öl, Stevia, Salz, Rum-Aroma und Bittermandelöl in eine Schüssel geben. Erst mit dem Knethaken eines Handrührgerätes, dann mit den Händen zu einem geschmeidigen Teig verkneten.
- Auf einer leicht bemehlten Arbeitsfläche dünn ausrollen und in 3x8 cm große Rauten schneiden. In der Mitte einen Längsschnitt machen und ein Ende durch diesen hindurchziehen, sodass eine Schleife entsteht.
- Die Teilchen im heißen Öl goldgelb ausbacken, danach mit Puderzucker bestreut servieren.

► Nährwerte pro Stück:
79 kcal; 6,6 g F; 4,1 g KH; 0,9 g E; 0,3 BE

Nuss-Birnen-Crumble

Warm oder kalt sehr lecker

Für 4 Personen

20 Min. + 25 Min. Backzeit

4 Birnen · 1 kleine Zimtstange · einige Tropfen Stevia Fluid · 30 g gehackte Walnusskerne · 100 g Weizenmehl, Type 1050 · 1 EL Haferflocken, gehäuft · 80 g Butter · 3 EL Stevia GrooVia

- Die Birnen schälen, halbieren und das Kerngehäuse herausschneiden; in wenig Wasser mit der Zimtstange und Stevia Fluid in einem Topf kurz aufkochen, dann beiseite stellen.
- Walnüsse in 2 Teelöffeln heißer Butter schwenken und mit einem Teelöffel Stevia GrooVia bestreuen. Backofen auf 175 °C vorheizen.
- Mehl, Haferflocken, Butter und Stevia in einer Schüssel mischen und mit den Händen zu Streuseln verkneten.
- Die Birnen gut abgetropft in 4 kleine Auflaufförmchen geben. Walnüsse und Streusel darüber verteilen.
- Im Backofen 20–25 Minuten backen, bis die Streusel leicht gebräunt sind.

► Nährwerte pro Portion:
351 kcal; 22,3 g F; 33,7 g KH; 4,5 g E; 2,7 BE

Süße Gerichte

Wer erinnert sich nicht gerne an den cremigen Milchreis aus Kindertagen? Oder an die kalte Fruchtsuppe mit Grießklößchen an heißen Sommertagen? Diese Süßspeisen machen nicht nur satt, sondern auch glücklich, denn sie sind Nahrung für die Seele.

Groß ist die Palette von süßen Gerichten, schnell in der Zubereitung, unkompliziert, vielfältig und abwechslungsreich – und das alles ohne Zucker! Da brauchen Sie der süßen Versuchung nicht zu widerstehen.

Ich selbst verwende hier am liebsten Stevia GrooVia, doch wenn Sie Ihre süßen Gerichte lieber mit Steviosid-Extrakten in Pulverform süßen möchten, dann rate ich Ihnen, dieses feine Pulver zuerst in ein wenig Wasser aufzulösen und dann flüssig in die Speisen einzurühren. Versäumen Sie dies, klebt Ihnen das Pulver auf einer Stelle fest.

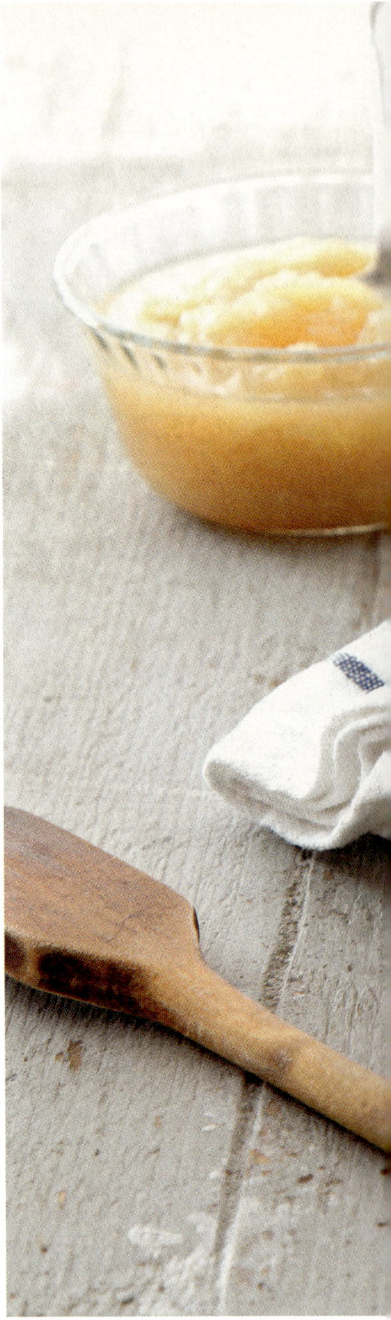

► Kaiserschmarren

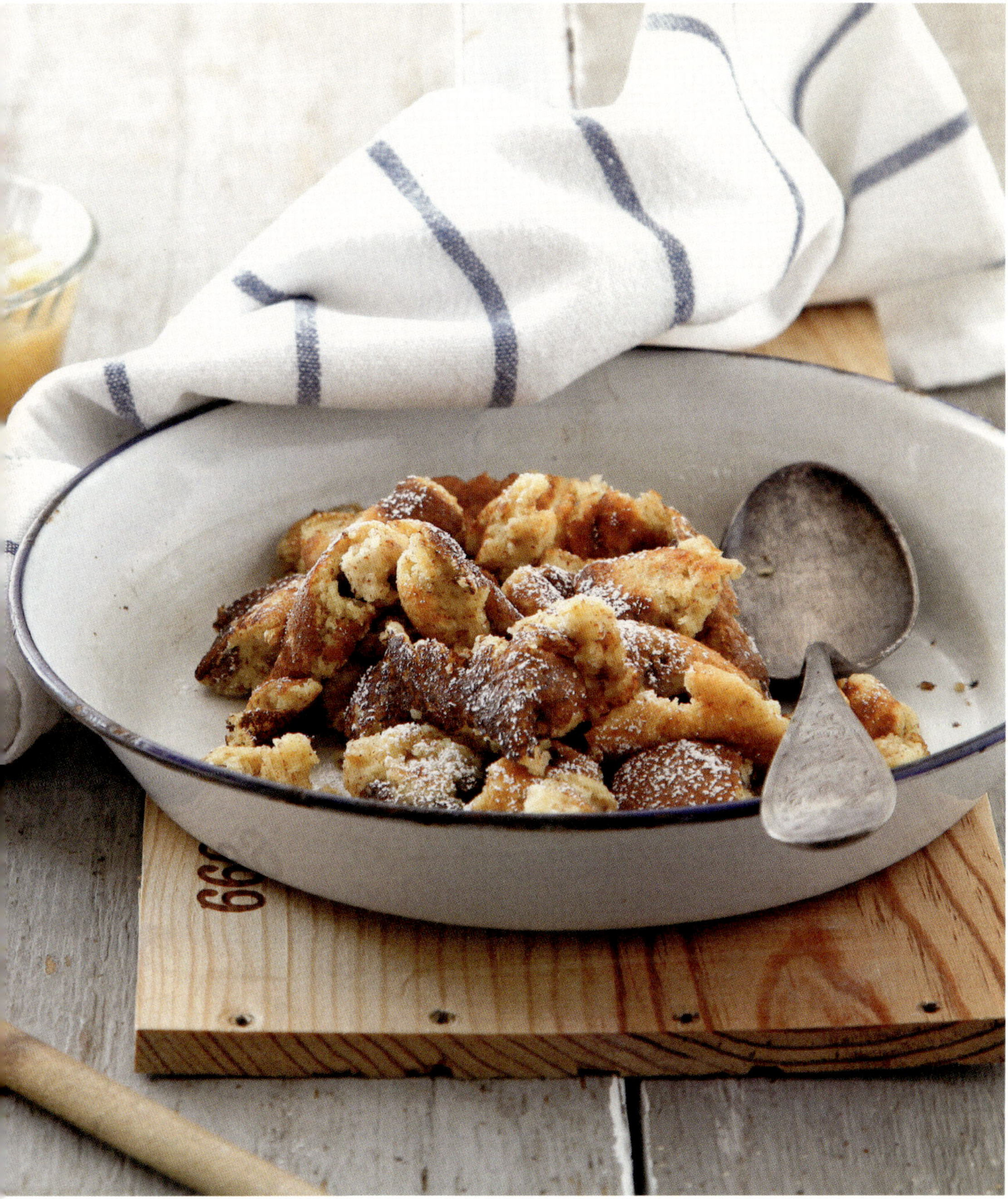

Belgische Apfelpfannkuchen

Ein süßes Mittagsgericht

Für 2 Personen
20 Min.

1 kleiner Apfel · 100 g Weizenmehl, Type 1050 · 1 TL Backpulver · 300 ml fettarme Milch · 4–5 EL Sonnenblumenöl · 2 Eier · einige Tropfen Stevia Fluid · 1 Prise Meersalz · 1–2 TL Zimt

- Den Apfel schälen, entkernen und in dünne Spalten schneiden.
- Mehl, Backpulver, Milch, 1 Teelöffel Öl, Eier, Stevia und Salz zu einem dünnen glatten Teig verrühren. Die Apfelspalten unterrühren.
- 2 Teelöffel Öl in einer kleinen beschichteten Pfanne (22 cm Ø) erhitzen. 1 Schöpfkelle Teig hineingeben und den Apfelpfannkuchen von jeder Seite 1–2 Minuten backen.
- Aus dem restlichen Öl und dem übrigen Teig weitere Apfelpfannkuchen backen. Mit dem Zimt bestäuben. Die Apfelküchle warm oder kalt servieren.

▶ Nährwerte pro Portion:
586 kcal; 35,2 g F; 48,8 g KH; 18,7 g E; 3,9 BE

Fruchtsuppe mit Grießklößchen

Schmeckt warm oder kalt.

Für 4 Personen
25 Min.

250 ml Milch (1,5 % Fett) · 60 g Grieß · 1 Prise Salz · einige Tropfen Stevia Fluid · 1 Eigelb · 1 EL Zitronenschale, naturrein · 400 g gemischte Beerenfrüchte (TK oder frisch) · einige Tropfen Stevia Fluid · 1½ EL Speisestärke

- Die Milch erhitzen, Grieß und Salz zugeben und unter ständigem Rühren aufkochen.
- Mit Stevia süßen. Eigelb und Zitronenschale unterrühren, abkühlen lassen.
- Beerenfrüchte und Stevia in einen Topf geben, gut mit Wasser bedecken und einmal aufkochen lassen.
- Die Speisestärke mit etwas kaltem Wasser anrühren und unter Rühren nach und nach zur Suppe geben, bis diese leicht eindickt.
- Die Suppe in 2 Teller füllen. Mit zwei Teelöffeln Grießklößchen ausstechen.

▶ Nährwerte pro Portion:
196 kcal; 3,2 g F; 35,6 g KH; 5,2 g E; 3 BE

▶ Fruchtsuppe mit Grießklößchen

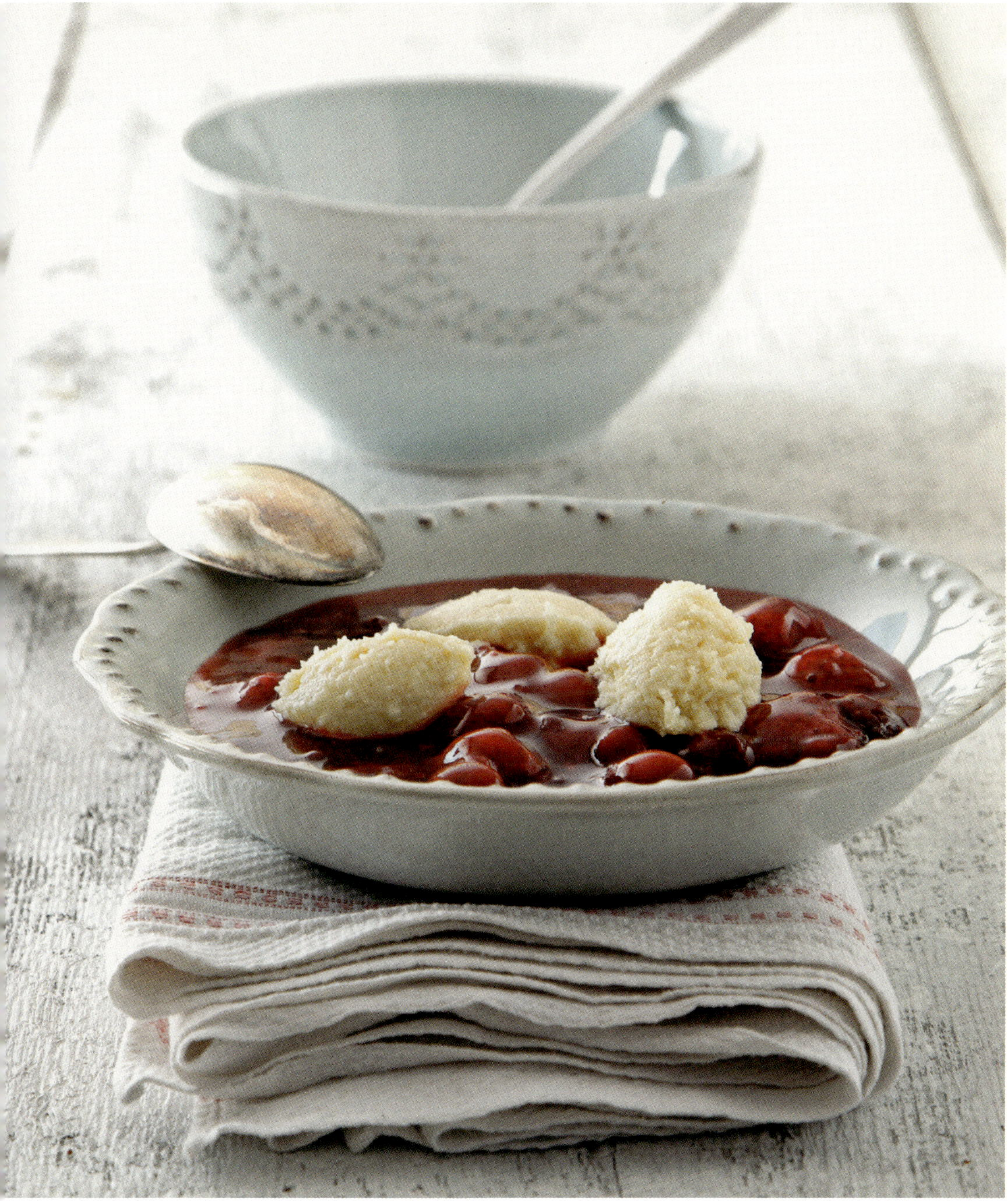

Kaiserschmarren

Nicht nur auf einer Berghütte ein köstlicher Schmaus (Foto S. 61).

Für 2 Personen

15 Min.

2 EL	Rosinen
2	große Eier
1 EL	Stevia GrooVia
100 g	Weizenmehl, Type 405
100 g	fein gemahlene Mandeln
1 TL	Backpulver
250 ml	fettarme Milch
1 EL	abgeriebene Zitronenschale, naturrein
1 EL	geschmolzene Butter
1 Msp.	Meersalz
3 EL	Sonnenblumenöl
1 EL	Stevia Puderzucker

- Die Rosinen mit kochendem Wasser übergießen, 5 Minuten ziehen lassen, danach abgießen und beiseite stellen.
- Die Eier trennen. Die Eigelbe zusammen mit dem Stevia schaumig rühren. Milch, Mehl, gemahlene Mandeln, Backpulver, Zitronenschale und die geschmolzene Butter zugeben und alles zu einem glatten dickflüssigen Teig verrühren. Die Eiweiße mit dem Salz steif schlagen und unter den Teig ziehen.
- Das Öl in einer mittelgroßen beschichteten Pfanne erhitzen, den Teig eingießen, anbacken und mit den Rosinen bestreuen. Anschließend wenden und mit 2 Pfannenwendern in unregelmäßige Stücke zerrupfen. Bei mäßiger Hitze fertig backen.
- Mit dem Stevia Puderzucker leicht bestäuben und zusammen mit Apfelkompott (siehe rechts) servieren.

▶ Nährwerte pro Portion:
897 kcal; 63,2 g F; 55,1 g KH; 27,4 g E; 4,4 BE

Apfelkompott

Zum Kaiserschmarrn (links), zu Pfannkuchen oder auch pur

Für 2 Personen

⏲ 25 Min. + 1 Std. Zeit zum Abkühlen

4 Äpfel · 1–2 TL Zimt · 1 TL Stevia GrooVia

- Die Äpfel schälen, vierteln und das Kerngehäuse entfernen. Die Apfelstücke in einen Topf geben, 80 ml Wasser, Zimt und Stevia hinzufügen und zugedeckt in 10–15 Minuten weich kochen.
- Die Äpfel zu Brei fein zerstampfen und nachfolgend mit dem Schneebesen locker aufschlagen.
- Anschließend kühl stellen und zwischendurch immer wieder umrühren. Gut gekühlt servieren.

▶ Nährwerte pro Portion:
125 kcal; 1 g F; 27,4 g KH; 0,9 g E; 2,2 BE

Omas Waffeln

Verbreitet köstlichen Geruch und einen Hauch Nostalgie.

Für 8 Waffeln

⏲ 25 Min.

1 Zitrone, naturrein · 125 g weiche Butter · 125 ml warme Milch · 4 EL Stevia GrooVia · 1 Prise Salz · 3 Eier · 180 g Weizenmehl, Type 405 · 1 TL Backpulver · 70 g mittelfein gemahlene Haselnüsse · Öl für das Waffeleisen · Sahnetupfer

- Die Butter mit etwas warmer Milch, dem Stevia, Salz, abgeriebener Zitronenschale und den Eiern schaumig schlagen.
- Die restliche Milch zugießen und zusammen mit dem Mehl, Backpulver und den Haselnüssen zu einem dickflüssigen Teig verrühren.
- Den Teig etwa 10 Minuten quellen lassen. Anschließend nochmals gut durchrühren.
- Das Waffeleisen vorheizen, mit Öl einpinseln. In die Mitte einen dicken Klecks Teig geben. So nacheinander die Waffeln backen. Mit Sahnetupfer garnieren.

▶ Nährwerte pro Portion:
315 kcal; 24,2 g F; 18,1 g KH; 6,8 g E; 1,4 BE

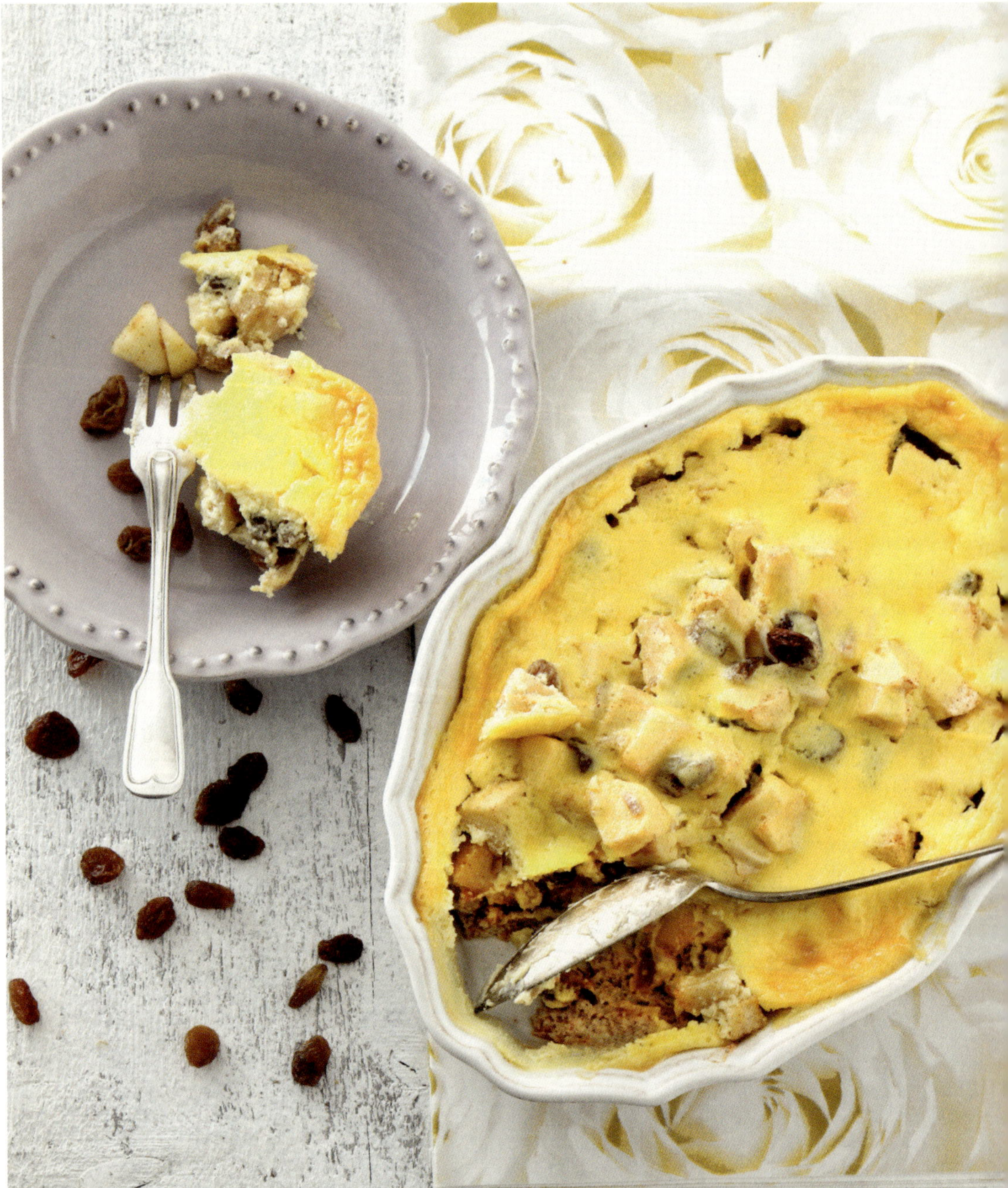

Apfel-Mandel-Auflauf

Ein wunderbares süßes Mittagsgericht für die kalte Jahreszeit!

- Backofen auf 160 °C vorheizen. Für den Teig die Eiweiße steif schlagen. Die gemahlenen Mandeln und Stevia gleichmäßig unter den Eischnee heben.
- Den Teig in eine gefettete Auflaufform (ca. 20x25 cm) geben und gleichmäßig darin verteilen. Im Ofen etwa 8 Minuten vorbacken.
- Die Rosinen mit kochendem Wasser übergießen, 5 Minuten ziehen lassen, dann abgießen. Die Mandelstifte in einer Pfanne ohne Fett kurz rösten.
- Die Äpfel schälen, vierteln, entkernen und in kleine Würfel schneiden. Sofort mit dem Zitronensaft beträufeln.
- Rosinen, Mandelstifte und Apfelwürfel mischen, mit dem Zimt fein würzen und alles gleichmäßig auf dem Teig verteilen.
- Für den Guss den Schmand mit der Sahne, und den Eigelben cremig verrühren. Mit dem Stevia leicht süßen und über die Äpfel gießen. Im Backofen 25 Minuten überbacken.
- Den Apfel-Mandel-Auflauf in der Form servieren.

▶ Nährwerte pro Portion:
450 kcal; 36,2 g F; 20,5 g KH; 10,3 g E; 1,5 BE

Für 4 Personen
⏲ 20 Min. + 25 Min. Backzeit

Für den Teig:
2 Eiweiße
40 g gemahlenen Mandeln
1 TL Stevia GrooVia
etwas Butter für die Form

Für den Belag:
50 g Rosinen
50 g Mandelstifte
2–3 Äpfel
2–3 EL Zitronensaft
2 TL Zimt

Für den Guss:
200 g Schmand
3 EL flüssige Sahne
2 Eigelbe
1 EL Stevia GrooVia

Gefüllte Kokosmilch-Crêpes

Mit Birnenquark-Füllung noch warm servieren.

Für 2 Personen

25 Min.

1	große Birne
1–2 EL	Stevia GrooVia
125 g	Quark, 20% Fett i.Tr.
100 g	Weizenmehl, Typ 1050
1 TL	Backpulver
300 ml	Kokosmilch
2	Eier
1 Prise	Meersalz
3 EL	Sonnenblumenöl

- Die Birne schälen, klein schneiden, mit Stevia und etwas Wasser 5 Minuten bissfest garen. Dann zur Seite stellen und auskühlen lassen.
- Anschließend die Birnenstückchen aus dem Wasser heben, gut abtropfen lassen und mit dem Quark vermischen. Nach Belieben mit Stevia nachsüßen.
- Für die Crêpes das Mehl mit dem Backpulver mischen und mit der Kokosmilch, den Eiern und Salz zu einem glatten Teig verrühren.
- Etwas Öl in einer kleinen beschichteten Pfanne erhitzen. 1 kleine Schöpfkelle Teig hineingeben und bei starker Hitze den Crêpe von jeder Seite 1–2 Minuten backen.
- Aus dem restlichen Öl und dem übrigen Teig weitere dünne Crêpes backen.
- Die Crêpes mit dem Birnenquark bestreichen, zusammenrollen und warm servieren.

▶ Nährwerte pro Portion:
909 kcal; 70,0 g F; 52,1 g KH; 19,5 g E; 3,6 BE

Tipp

Sie können Kokosmilch selbst herstellen, indem Sie 100 g Kokosraspel mit 500 ml Wasser und 200 ml Milch unter Rühren kurz aufkochen und anschließend leicht auskühlen lassen. Durch ein Sieb geben, die Kokosflocken ausdrücken und die Kokosmilch auffangen. Ist in einer verschlossenen Flasche im Kühlschrank 2–3 Tage haltbar.

Kokos-Milchreis mit Mangostückchen

Milchreis mit exotischem Touch

Für 2 Personen

35 Min.

50 g getrocknete Kokosraspel · 150 ml Milch · 1 TL gemahlenes Vanillepulver · 120 g Milchreis · 2 EL Stevia GrooVia · 1 große Mango

- Die Kokosraspel mit 300 ml Wasser und 150 ml Milch unter Rühren kurz aufkochen lassen, durch ein Sieb geben und die Kokosmilch dabei auffangen.
- Die Kokosmilch mit dem Vanillepulver, dem Milchreis und Stevia in einen Topf geben, einmal aufkochen lassen, dann bei schwacher Hitze 25 Minuten leicht kochen lassen.
- Zwischendurch immer wieder umrühren, bis die Flüssigkeit fast verdampft ist, dann abkühlen lassen.
- Die Mango schälen, das Fruchtfleisch vom Stein abschneiden, klein würfeln und zum Milchreis servieren.

▶ Nährwerte pro Portion:
463 kcal; 19,5 g F; 62,3 g KH; 8,8 g E; 5,1 BE

Fränkische Sauerkirschsuppe

Ein sehr erfrischender Genuss für heiße Sommertage

Für 2 Personen

30 Min. + 2 Std. Kühlzeit

400 g frische Sauerkirschen · 1 Stück Ingwer, walnussgroß · 1 Zimtstange · 3 Nelken · 2 EL Stevia GrooVia · 1 EL Speisestärke, leicht gehäuft · 50 ml Sahne · 1 TL Zimt · einige Minzeblättchen

- Die Kirschen waschen, entsteinen, in einen Topf geben und gut mit Wasser bedecken.
- Zimtstange, Nelken, sehr fein gehackten Ingwer und Stevia zugeben und einmal aufkochen lassen.
- Die Speisestärke mit etwas kaltem Wasser anrühren und unter Rühren zur Suppe geben, nochmals aufkochen, bis diese leicht eindickt.
- Die Kirschsuppe gut kühlen. Zimtstange und Nelken entfernen.
- Die Sahne unter die Suppe ziehen. Mit dem Zimt bestäuben und den Minzeblättchen garniert servieren.

▶ Nährwerte pro Portion:
213 kcal; 8,3 g F; 29,7 g KH; 2,3 g E; 2,4 BE

Desserts und Eis

Der krönende Abschluss eines jeden Menüs ist das Dessert. Wenn dann so ein süßer Nachtisch nicht aus Fertigpuddingpulver & Co. besteht, sondern mit Liebe selbst zubereitet wird, ist Begeisterung garantiert. Wird dieses süße Glück dann zusätzlich auch noch ohne Zucker bereitet, dann machen Süßschnäbel besonders große Augen. Fruchtsorbets sind nicht nur süß und lecker, sondern mit Stevia zubereitet, tatsächlich relativ kalorienarm, was man von Eis ja ansonsten nicht behaupten kann. Alle Rezepte sind einfach zuzubereiten und gelingen mit und ohne Eismaschine.

Doch Stevia kann noch mehr, als lediglich nur süßen und Kalorien einsparen. Dieses Süßkraut mit seinem bunten Mineral- und Vitamincocktail wird schon seit Jahrhunderten in Südamerika für heilende Zwecke verwendet. So hemmt Stevia das Wachstum und die Vermehrung von schädigenden Bakterien, insbesondere solchen, die Karies hervorrufen. Bei regelmäßigem Gebrauch soll Stevia auch die Gedächtnisfunktion verbessern und auf Herz und Kreislauf ausgleichend wirken.

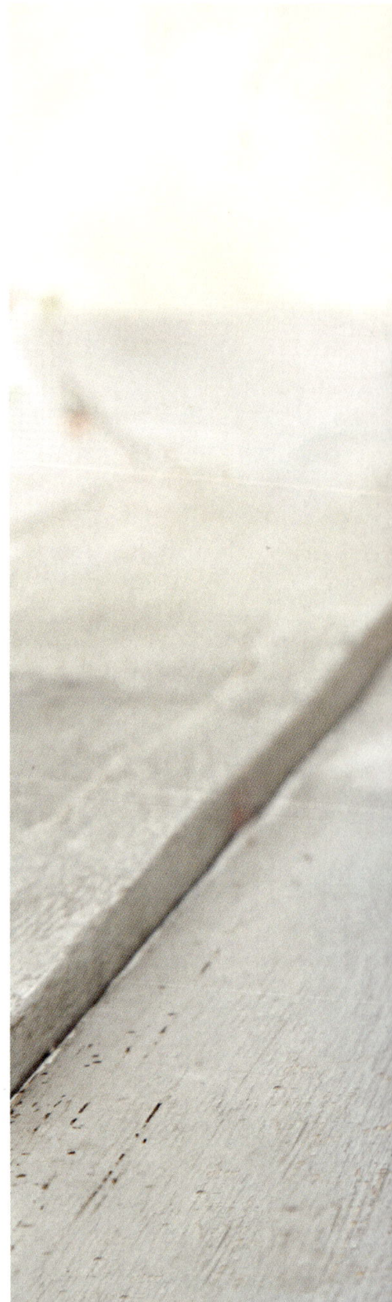

▸ Ananas für Verliebte (S. 72)

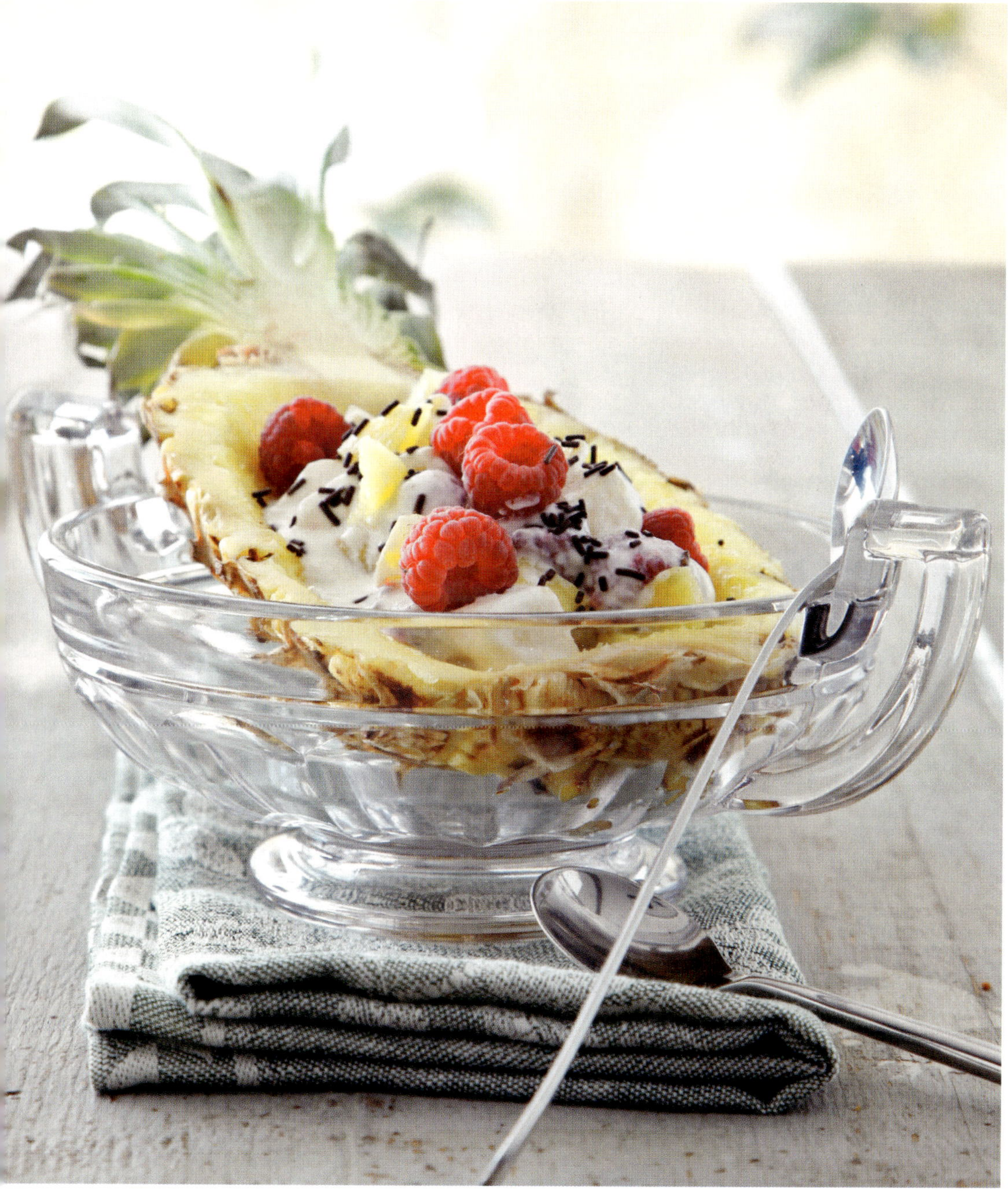

Ananas für Verliebte

Macht einfach glücklich (Foto S.71).

Für 2 Personen

20 Min.

½ Ananas · 125 g Quark, 40% Fett i.Tr. · 1 EL Zitronensaft · 3 EL Stevia GrooVia · 100 g Himbeeren, frisch oder TK · 2 TL Schokostreusel, 70% Kakaoanteil

- Von der Ananas das Fruchtfleisch vorsichtig herauslösen. Den Mittelstrunk entfernen und das Fruchtfleisch in kleine Stücke schneiden.
- Die Ananaswürfel mit 4 Esslöffeln Wasser in einen Topf geben und einmal kurz aufkochen lassen.
- Den Quark mit 2 Esslöffeln Fruchtwasser, Zitronensaft und Stevia glatt rühren. Ananaswürfel und Himbeeren untermischen. Einige Himbeeren beiseitelegen.
- Den Quark in die ausgehöhlte Ananashälfte füllen. Mit den restlichen Himbeeren und Schokostreuseln garnieren.

▶ Nährwerte pro Portion:
257 kcal; 13,7 g F; 25,1 g KH; 6,3 g E; 2 BE

Abacate de al Ronc

Wenn cremige Avocado auf süße Himbeeren trifft.

Für 2 Personen

20 Min.

150 g Himbeeren, frisch oder TK · 2 reife Avocados, 330 g Fruchtfleisch · 150 ml Milch · 3 EL Stevia GrooVia · 60 ml Zitronensaft · 1 TL Zimt · einige Tropfen Stevia Fluid · 2 Sahnetupfer

- Die Himbeeren verlesen, tiefgefrorene auftauen lassen.
- Das Fruchtfleisch der Avocados mit der Milch, Stevia, Zitronensaft und Zimt in einen Mixer geben und sehr fein pürieren.
- Für die Sauce die Hälfte der Himbeeren durch ein grobmaschiges Sieb streichen, das Püree dabei auffangen und mit dem flüssigen Stevia süßen.
- Die Avocado-Mousse in Dessertschalen geben und die Himbeersauce darauf verteilen.
- Mit Sahnetupfer und den restlichen Himbeeren garniert servieren.

▶ Nährwerte pro Portion:
493 kcal; 44,8 g F; 14,7 g KH; 7 g E; 1,1 BE

Marmorierte Joghurt-Beerengrütze

Reiner Fruchtgenuss mit Sahnejoghurt verfeinert.

Für 4 Personen

⏱ 25 Min. + 5 Std. Zeit zum Gelieren

2 Blatt Gelatine · 400 g gemischte Beerenfrüchte (frisch oder TK) · 1 kleine Zimtstange · 3 Gewürznelken · 3 TL Stevia GrooVia oder einige Tropfen Stevia flüssig · 125 g Sahnejoghurt

- Die Gelatine in kaltem Wasser 10 Minuten einweichen.
- Die Früchte putzen, waschen und in einen Topf geben. ¼ l Wasser, Zimtstange und Nelken zufügen und alles einmal kurz aufkochen lassen.
- Die Gelatine ausdrücken und unter die Grütze rühren. Mit dem Stevia süßen, dann abkühlen lassen, in eine Glasschale füllen und für 5 Stunden kalt stellen.
- Den Joghurt cremig aufschlagen und unregelmäßig unter die Grütze ziehen. Gut gekühlt servieren.

▶ Nährwerte pro Portion:
111 kcal; 3,4 g F; 16,8 g KH; 2,5 g E; 1,4 BE

Erdbeercreme mit Schokoraspel

Mit oder ohne Schokoraspeln ein zart schmelzender Genuss

Für 4 Personen

⏱ 25 Min. + 8 Std. Zeit zum Gelieren

4 Blatt Gelatine · 300 g Erdbeeren · 2 frische Eigelbe · 3 EL Stevia GrooVia · 250 g Sahnejoghurt · 125 g Sahne · 2 EL Schokoraspel aus dunkler Schokolade, 70% Kakaoanteil

- Die Gelatine in kaltem Wasser 5 Minuten einweichen.
- Die geputzten Erdbeeren (4 beiseite legen) pürieren und mit dem Stevia kurz aufkochen lassen. Die Gelatine ausdrücken und unterrühren.
- Die Eigelbe mit einem Schneebesen schaumig schlagen, dann das Püree tröpfchenweise unterrühren.
- Den Joghurt unter kräftigem Rühren dazugeben. Die Sahne steif schlagen und unterheben. Die Erdbeercreme im Kühlschrank fest werden lassen.
- Dann in Dessertgläser geben, mit Erdbeeren und Schokoraspeln garnieren.

▶ Nährwerte pro Portion:
255 kcal; 20,4 g F; 10,2 g KH; 7,4 g E; 0,8 BE

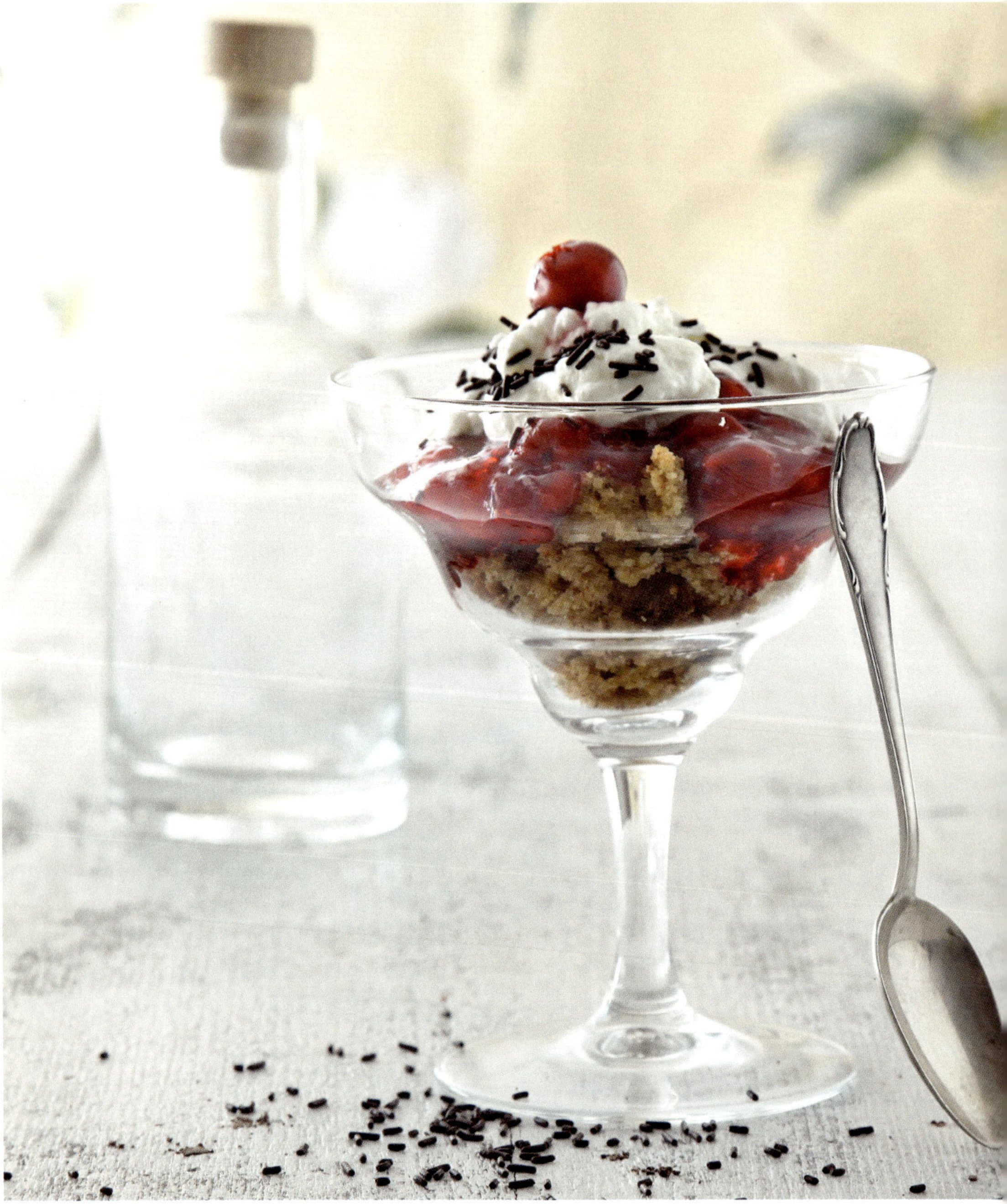

Schwarzwaldbecher

Ein etwas aufwendigeres Dessert – doch das Ergebnis kann sich sehen lassen.

Für 4 Personen
35 Min. + 20 Min. Backzeit + 2 Std. Kühlzeit

Für die Kirschgrütze:
1 Glas Sauerkirschen, ohne Zucker
1½ EL Stärkemehl
einige Tropfen Stevia Fluid

Für die Teigstücke:
2 große Eier
1 Prise Meersalz
65 g gemahlenen Mandeln
3 TL Paniermehl
2 EL Stevia GrooVia
1 EL Kakao, stark entölt
4 EL Kirschwasser

Für die Sahnecreme:
200 ml Sahne
125 g griechischen Joghurt
einige Tropfen Stevia Fluid
4 TL Schokostreusel, 70% Kakaoanteil
4 Kirschen für die Garnitur

- Die Kirschen mit 150 ml Saft in einen Topf geben und einmal kurz aufkochen lassen.
- Das Stärkemehl mit etwas kaltem Kirschsaft glatt rühren und die Kirschen damit binden. Mit dem Stevia süßen.
- Die Kirschgrütze von der Kochstelle nehmen und gut auskühlen lassen.
- Den Backofen auf 170 °C vorheizen. Die Eier trennen. Die Eiweiße zusammen mit dem Salz steif schlagen. Die gemahlenen Mandeln mit dem Paniermehl, Stevia GrooVia, Kakao und den Eigelben krümelig verrühren. Den Eischnee vorsichtig unterheben.
- Eine kleine Springform (20 cm Ø) mit Backpapier auslegen, den Teig gleichmäßig darauf verteilen und in 20 Minuten backen. Den Tortenboden aus der Form nehmen und auskühlen lassen.
- Den gebackenen Boden grob zerkrümeln und in 4 Dessertgläsern verteilen. Mit dem Kirschwasser beträufeln, dann die Kirschgrütze gleichmäßig darüberschichten.
- Die Sahne steif schlagen. Den Joghurt mit dem Stevia süßen und die Sahne unterziehen.
- Die Joghurtsahne auf die Kirschgrütze geben, alles mit den Schokostreuseln bestreuen und mit jeweils einer Kirsche garnieren. Gut gekühlt servieren.

▶ Nährwerte pro Portion:
524 kcal; 32 g F; 40 g KH; 11,6 g E; 3,1 BE

Mango-Mousse

Die Mango muss schön reif sein, damit es richtig süß-fruchtig wird.

Für 4 Personen
⏲ 25 Min. + 2 Std. Zeit zum Gelieren

- 1 große Mango, 350 g
- 3 Blatt Gelatine
- 2 frische Eigelbe
- 3 EL Stevia GrooVia
- 200 g Sahne
- 125 g Joghurt, Vollfett
- einige Minzeblättchen
- 4 TL Schokoraspel aus dunkler Schokolade, 70% Kakaoanteil

- Die Gelatine in kaltem Wasser 5 Minuten einweichen.
- Mango schälen, das Fruchtfleisch flach vom Stein abschneiden, würfeln, dann fein pürieren. Das Mangomark durch ein Sieb streichen, um die feinen Fasern zu entfernen.
- Das Mangomark in einen Topf geben und kurz aufkochen. Den Topf vom Herd nehmen, die Gelatine ausdrücken und unterrühren.
- Die Eigelbe mit dem Stevia schaumig aufschlagen. Das heiße Mangomark unter kräftigem Rühren tröpfchenweise untermischen.
- Die Sahne steif schlagen. Sahne und Joghurt unterheben. Die Mango-Mousse in 4 Dessertgläser geben und im Kühlschrank etwa 8 Stunden fest werden lassen.
- Mit Minzeblättchen und Schokoraspel garnieren.

▶ Nährwerte pro Portion:
269 kcal; 21,6 g F; 12,8 g KH; 6 g E; 0,9 BE

Mousse au chocolat

Zergeht auf der Zunge – damit Ihre Gäste verzückt die Augen verdrehen.

- Die Schokolade in kleine Stücke brechen und zusammen mit der Butter in einer Metallschüssel über dem heißen Wasserbad schmelzen lassen.
- Die Eier trennen. Eigelb und Stevia mit einem elektrischen Handrührgerät einige Minuten cremig schlagen. Den Cognac und die heiße Schokolade unterrühren.
- Die Sahne steif schlagen und locker mit einem Schneebesen unter die Schokoladencreme rühren.
- Das Eiweiß zusammen mit dem Salz zu Schnee schlagen. Zunächst ein Drittel des Eischnees unter die Schokoladencreme rühren, dann den Rest behutsam unterheben.
- Die Mousse in eine Schüssel füllen und sofort für mindestens 4 Stunden, besser über Nacht, kalt stellen.
- Mit einem in heißes Wasser getauchten Esslöffel Nocken von der Mousse abstechen und auf Portionstellern anrichten. Mit Kakao bestäubt servieren.

▶ Nährwerte pro Portion:
187 kcal; 13,7 g F; 10 g KH; 4,5 g E; 0,8 BE

Für 10 Portionen
⏲ 30 Min. + 4 Std. Kühlzeit

200 g Schokolade, 70% Kakaoanteil
30 g Butter
2 große, sehr frische Eier
3 EL Stevia GrooVia
3 EL Cognac
200 g Sahne
1 Prise Salz
1 TL Kakao

Exotischer Früchtetraum mit Joghurtnocken

Gelbe Grütze mit Suchtpotenzial

Für 4 Personen

30 Min. + 2 Std. Kühlzeit

Für die Grütze:

2	Orangen
1	Babyananas
1	Persimone oder Kaki
1	kleine Mango (Früchte zusammen etwa 600 g)
250 ml	frisch gepresster Orangensaft
1	Zimtstange
2	Sternanis
einige	Tropfen Stevia Fluid
1 EL	Speisestärke, leicht gehäuft

Für die Joghurtnocken:

2 Blatt	Gelatine
250 g	griechischer Joghurt
2 EL	Zitronensaft
einige	Tropfen Stevia Fluid

- Die Orangen schälen und die weiße Haut dabei völlig entfernen. Die Filets mit einem scharfen Messer zwischen den Trennhäuten herausschneiden.
- Die Ananas schälen, den Mittelstrunk entfernen und das Fruchtfleisch fein würfeln.
- Die Persimone dünn schälen und die Frucht in kleine Würfel schneiden.
- Die Mango schälen, das Fruchtfleisch flach vom Stein abschneiden und klein würfeln.
- Den Orangensaft zusammen mit der Zimtstange, Sternanis und dem Stevia in einen Topf geben und unter Rühren aufkochen lassen.
- Die Speisestärke mit etwas kaltem Wasser anrühren und unter Rühren nach und nach zum kochenden Saft geben, bis er eine leicht dickliche Konsistenz hat.
- Den Topf vom Herd nehmen, die vorbereiteten Früchte zugeben, in eine Glasschale füllen und alles erkalten lassen.
- Für die Joghurtnocken die Gelatine in kaltem Wasser 5 Minuten einweichen. Joghurt mit dem Zitronensaft verrühren und mit dem Stevia süßen.
- Die Gelatine ausdrücken, in einem kleinen Topf erhitzen und unter den Joghurt rühren. Im Kühlschrank 2–3 Stunden fest werden lassen.
- Die Grütze in Dessertschalen füllen, von dem Joghurtnocken abstechen, zur Kaltschale geben und servieren.

▶ Nährwerte pro Portion:
251 kcal; 6,8 g F; 31,4 g KH; 4,5 g E; 2,6 BE

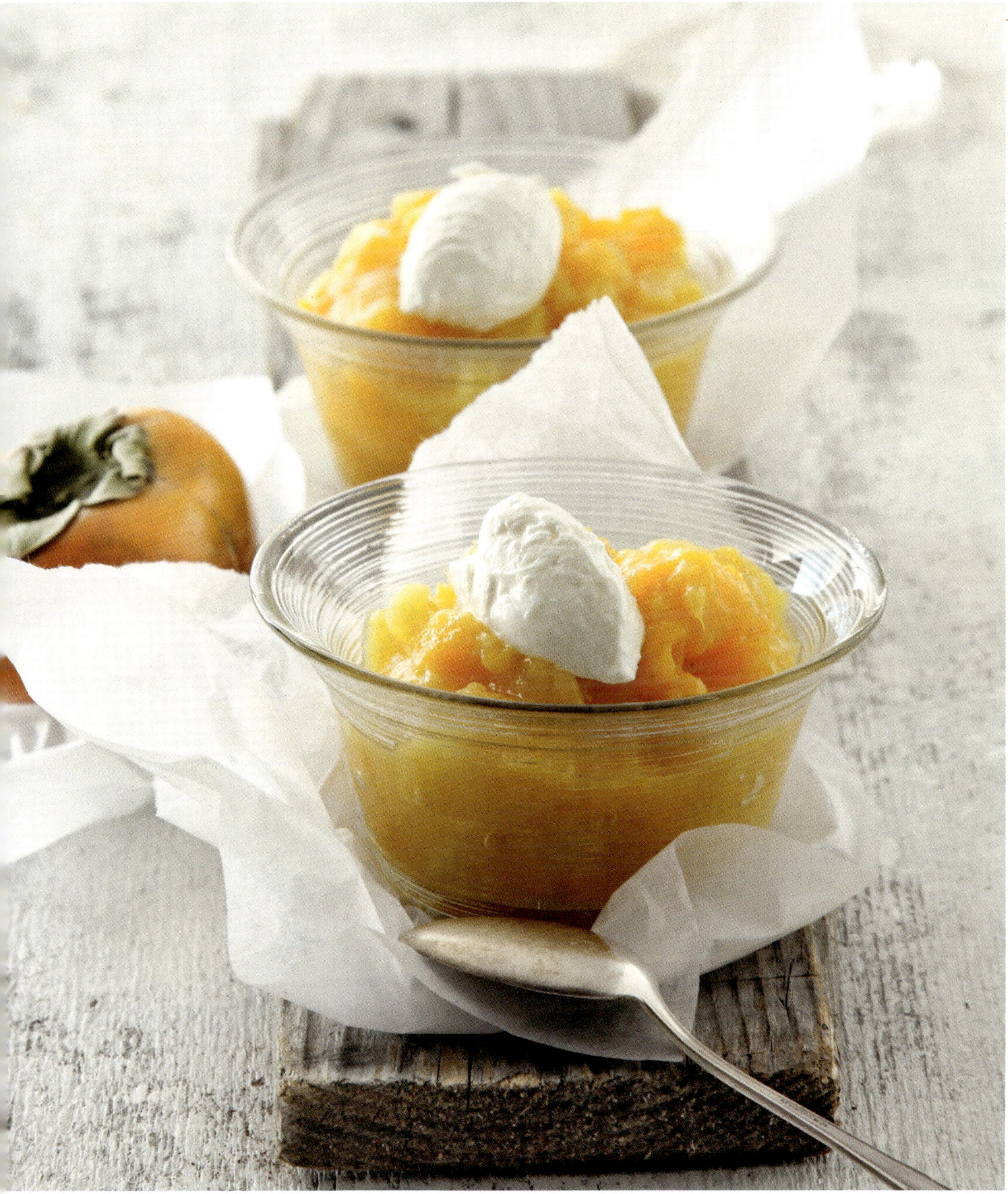

Champagner-Himbeer-Creme

Könnte leicht beflügelnd wirken.

Für 4 Personen

⏲ 30 Min. + 5 Std. Kühlzeit

3 Blatt	Gelatine
200 g	Himbeeren (frisch oder TK)
1	Eiweiß
2	Eigelbe
1 Msp.	Salz
6 EL	Stevia GrooVia
80 ml	Champagner oder Sekt
200 ml	Sahne

- Die Gelatine in kaltem Wasser für 5 Minuten einweichen.
- Die Himbeeren säubern, tiefgefrorene auftauen lassen. Einige Früchte für die Garnitur beiseite stellen.
- Die restlichen Himbeeren zusammen mit 100 ml Wasser mit einer Gabel zerdrücken, dann durch ein Sieb geben und den Saft dabei auffangen.
- Das Eiweiß mit dem Salz zu steifen Schnee schlagen.
- Die Eigelbe zusammen mit dem Himbeersaft und Stevia über ein heißes Wasserbad geben und mit dem Schneebesen unter kräftigem Rühren leicht eindicken lassen. Vorsicht: Die Masse nicht über 80 °C erhitzen, da sie sonst gerinnt.
- Die Creme aus dem Wasserbad nehmen. Die Gelatine ausdrücken und unterrühren. Den Champagner bzw. Sekt unter Rühren zufügen. Den Eischnee vorsichtig unterheben.
- Die Sahne steif schlagen und ebenfalls unterrühren.
- Die Creme in Dessertgläser füllen und im Kühlschrank für mindestens 5 Stunden, am besten über Nacht, erstarren lassen.
- Mit den restlichen Himbeeren garniert servieren.

▶ Nährwerte pro Portion:
224 kcal; 18,7 g F; 4,7 g KH; 6 g E; 0,2 BE

Himbeer-Götterspeise

Für alle kleinen und großen Wackelpudding-Freunde

Für 4 Personen

20 Min. + 12 Std. Zeit zum Gelieren

12 Blatt Gelatine · 300 g Himbeeren, frisch oder TK · 4 EL Stevia GrooVia · einige Sahnetupfer · 12 Himbeeren zum Garnieren

- Die Gelatine in kaltem Wasser 5 Minuten einweichen.
- Die frischen Himbeeren waschen, tiefgekühlte leicht antauen lassen, mit 1 l Wasser kurz aufkochen lassen und durch ein Sieb streichen, den Saft auffangen.
- Den Himbeersaft erneut erhitzen. Die Gelatine ausdrücken und in dem Saft auflösen. Mit Stevia süßen.
- Die Götterspeise in einer Glasschale abkühlen lassen. Im Kühlschrank über Nacht erstarren lassen.
- Mit Sahnetupfern und den restlichen Himbeeren garnieren.

▶ Nährwerte pro Portion:
77,4 kcal; 3,3 g F; 4,3 g KH; 6,4 g E; 0,3 BE

Zitronencreme

Besonders erfrischend an heißen Tagen

Für 2 Personen

15 Min. + 4 Std. Zeit zum Gelieren

3 Blatt Gelatine · 2 Zitronen · 2 EL Stevia GrooVia · 250 g Joghurt · 1 EL abgeriebene Zitronenschale, naturrein · 100 g Sahne · 4 Blättchen Zitronenmelisse

- Die Gelatine in kaltem Wasser 10 Minuten einweichen.
- Die Zitronen halbieren, 2 dünne Scheiben für die Garnitur beiseite legen. Die restlichen Zitronen auspressen.
- Den Saft mit dem Stevia, Joghurt und Zitronenabrieb kräftig verrühren.
- Die Gelatine ausdrücken, in einem kleinen Topf bei geringer Hitze auflösen und tropfenweise unter den Zitronen-Joghurt rühren.
- Die Sahne steif schlagen und mit einem Schneebesen unterrühren.
- Die Creme in 2 Dessertgläser geben und etwa 3–4 Stunden im Kühlschrank erstarren lassen. Mit den Zitronenscheiben und der Zitronenmelisse garnieren.

▶ Nährwerte pro Portion:
268 kcal; 19,9 g F; 12,9 g KH; 8,1 g E; 0,9 BE

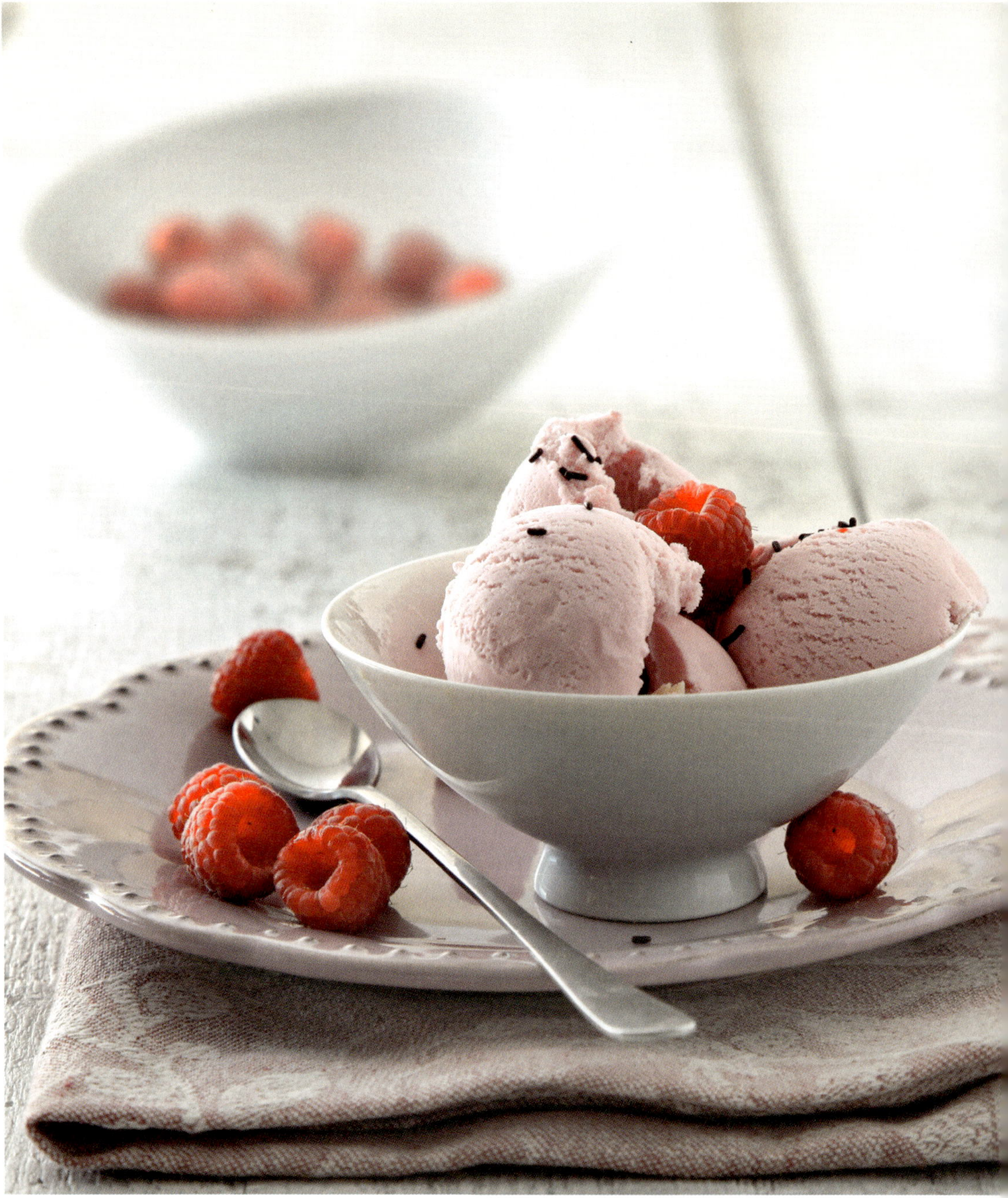

Rosa Sauerrahm-Fruchteis

Säuerlich-erfrischend

Für 3 Personen

⏲ 20 Min. + 25 Min. Gefrierzeit

2 Blatt Gelatine · 250 g Himbeeren · 2 EL Zitronensaft · etwas abgeriebene Zitronenschale, naturrein · 5 EL Stevia GrooVia · 5 EL geschlagene Sahne · 250 g Sauerrahm

- Die Gelatine 5 Minuten in kaltem Wasser quellen lassen.
- Die Himbeeren mit 150 ml kochendem Wasser übergießen. Durch ein Sieb geben und den Saft auffangen.
- Die Gelatine ausdrücken, in einem kleinen Topf erhitzen und unter den Saft rühren. Zitronensaft, -schale und Stevia unterrühren.
- Die Sahne mit dem Sauerrahm mischen. Den Himbeer-Zitronen-Saft untermixen und gut abkühlen lassen.
- Anschließend in eine Eismaschine geben und gefrieren lassen.

▶ Nährwerte pro Portion:
210 kcal; 16,1 g F; 9 g KH; 5,5 g E; 0,4 BE

◀ Rosa Sauerrahm-Fruchteis

Mandarinengranité

Für ein Granité brauchen Sie keine Eismaschine.

Für 2 Personen

⏲ 20 Min. + 2–3 Std. Gefrierzeit

350 ml frisch gepresster Mandarinen- oder Orangensaft · 3 EL Stevia GrooVia · 2 EL Gelfix 3:1, leicht gehäuft · 6 Mandarinenfilets · einige Sahnetupfer · einige Minzeblättchen

- Den Mandarinensaft in einen Topf geben und mit dem Stevia süßen.
- Das Gelfix mit einem Pürierstab oder Schneebesen unterrühren, bis alles gelöst ist.
- Unter Rühren zum Kochen bringen und etwa 3 Minuten sprudelnd kochen lassen. Anschließend abkühlen lassen.
- Die Mandarinencreme in das Tiefkühlfach geben und etwa 2–3 Stunden gefrieren lassen.
- Die gefrorene Masse leicht antauen lassen, dann mit einem scharfen Messer in dünne Scheiben schneiden.
- Das Granité in Dessertschalen geben. Mit Sahnetupfer, den Mandarinenfilets und Minzeblättchen garniert servieren.

▶ Nährwerte pro Portion:
83 kcal; 5 g F; 30,8 g KH; 1,6 g E; 2,5 BE

Exquisites Vanilleeis

Besser als jedes noch so teure Fertigprodukt

Für 4 Personen
⏲ 20 Min. + 45 Min. Gefrierzeit

- 1 Vanilleschote
- 500 ml Milch
- 4 Eigelbe
- 5 EL Stevia GrooVia
- 100 ml Sahne
- 1 Msp. Meersalz
- Minzeblättchen

- Die Vanilleschote der Länge nach auf aufschneiden und das Mark herauskratzen.
- Die Milch zusammen mit Vanilleschote und -mark in einen Topf geben und kurz aufkochen lassen.
- Anschließend vom Herd nehmen, 15 Minuten ziehen lassen, danach die Vanilleschote entfernen.
- Die Eigelbe mit dem Stevia aufschlagen, aber nicht schaumig rühren. Langsam die Vanillemilch unter Rühren dazugießen.
- Die Milch-Eier-Mischung über dem Wasserbad weitere 5–10 Minuten unter kräftigem Rühren erhitzen. Vorsicht: Die Masse nicht über 80 °C erhitzen, da sie sonst gerinnt.
- Anschließend leicht abkühlen lassen, die kalte Sahne und das Salz unterrühren. Die abgekühlte Mischung in die Eismaschine geben und gefrieren lassen.
- Anschließend in Dessertgläser geben und mit den Minzeblättchen garnieren.

▶ Nährwerte pro Portion:
223 kcal; 18,3 g F; 7 g KH; 8 g E; 0,5 BE

Tipp

Sollten Sie keine Eismaschine besitzen, das Eis im Gefrierfach etwa 3 Stunden gefrieren lassen. Zwischendurch immer wieder umrühren, damit sich keine Eiskristalle bilden.

Joghurt-Zitroneneis

Der schnelle Eisgenuss

Für 4 Personen
15 Min. + 30 Min. Gefrierzeit
3 Zitronen, naturrein · 250 g Vollmilch-Joghurt · 4 EL Stevia GrooVia · 200 g Sahne · einige Blättchen Zitronenmelisse

- Von einer Zitrone etwas Schale abreiben, dann auspressen. Die restlichen Zitronen ebenfalls auspressen.
- Den Zitronensaft (etwa 150 ml) und die abgeriebene Zitronenschale zusammen mit dem Joghurt cremig verrühren. Mit dem Stevia süßen.
- Die Sahne steif schlagen und unterheben. Die Mischung in die Eismaschine geben und gefrieren lassen.
- Anschließend in Dessertgläser füllen und mit der Zitronenmelisse dekoriert servieren.

▶ Nährwerte pro Portion:
209 kcal; 17,5 g F; 8,8 g KH; 3,5 g E; 0,6 BE

Orangengranité

Ein fruchtig-prickelnder Genuss, der schnell gemacht ist.

Für 2 Personen
15 Min. + 2 Std. Gefrierzeit
1 Stück Ingwer, walnussgroß · 3–4 Orangen · 1 kleine Zimtstange · 2–3 EL Stevia GrooVia · 200 ml trockener Sekt · einige Minzeblättchen

- Den Ingwer schälen. Die Orangen auspressen. Saft (etwa 300 ml), Ingwer und Zimtstange in einen Topf geben, mit Stevia süßen und unter Rühren einmal aufkochen lassen.
- Die Mischung in ein flaches Gefäß mit Rand geben und abkühlen lassen. Anschließend den Ingwer und die Zimtstange entfernen.
- Den Sekt dazugeben, vorsichtig verrühren und in das Gefrierfach stellen.
- Zwischendurch mit einer Gabel die zuerst gefrierenden Randschichten lösen und unterrühren. Je öfter gerührt wird, desto feinkörniger wird das Granité.
- Das Granité in vorgekühlte Gläser geben und mit Minze garniert servieren.

▶ Nährwerte pro Portion:
150 kcal; 0,3 g F; 17,5 g KH; 1,6 g E; 1,4 BE

Mango-Joghurt-Eis

Nicht nur extrem fruchtig, sondern auch lecker sahnig

Für 2 Personen
⏲ 20 Min. + 3 Std. Gefrierzeit

1 große reife Mango
150 ml Milch
1 großes Eigelb
3 EL Stevia GrooVia
125 ml Sahne
125 g Joghurt
einige Minzeblättchen

- Die Mango schälen und das Fruchtfleisch vom Stein abschneiden. Eine Scheibe davon in kleine Würfel schneiden, den Rest mit dem Schneidstab sehr fein pürieren.
- Die Milch zusammen mit dem Mangopüree in einen Topf geben und einmal kurz aufkochen lassen.
- Das Eigelb zusammen mit dem Stevia mit einem Schneebesen cremig aufschlagen. Esslöffelweise die heiße Mangomilch unter das Eigelb rühren, dann abkühlen lassen.
- Die Sahne steif schlagen. Joghurt und Sahne unterheben.
- Im Gefrierfach etwa 3 Stunden gefrieren lassen. Zwischendurch immer wieder umrühren, damit sich keine Eiskristalle bilden.
- Anschließend in Dessertgläser geben und mit den Minzeblättchen garnieren.

▶ Nährwerte pro Portion:
386 kcal; 28,3 g F; 23,6 g KH; 8,8 g E; 1,8 BE

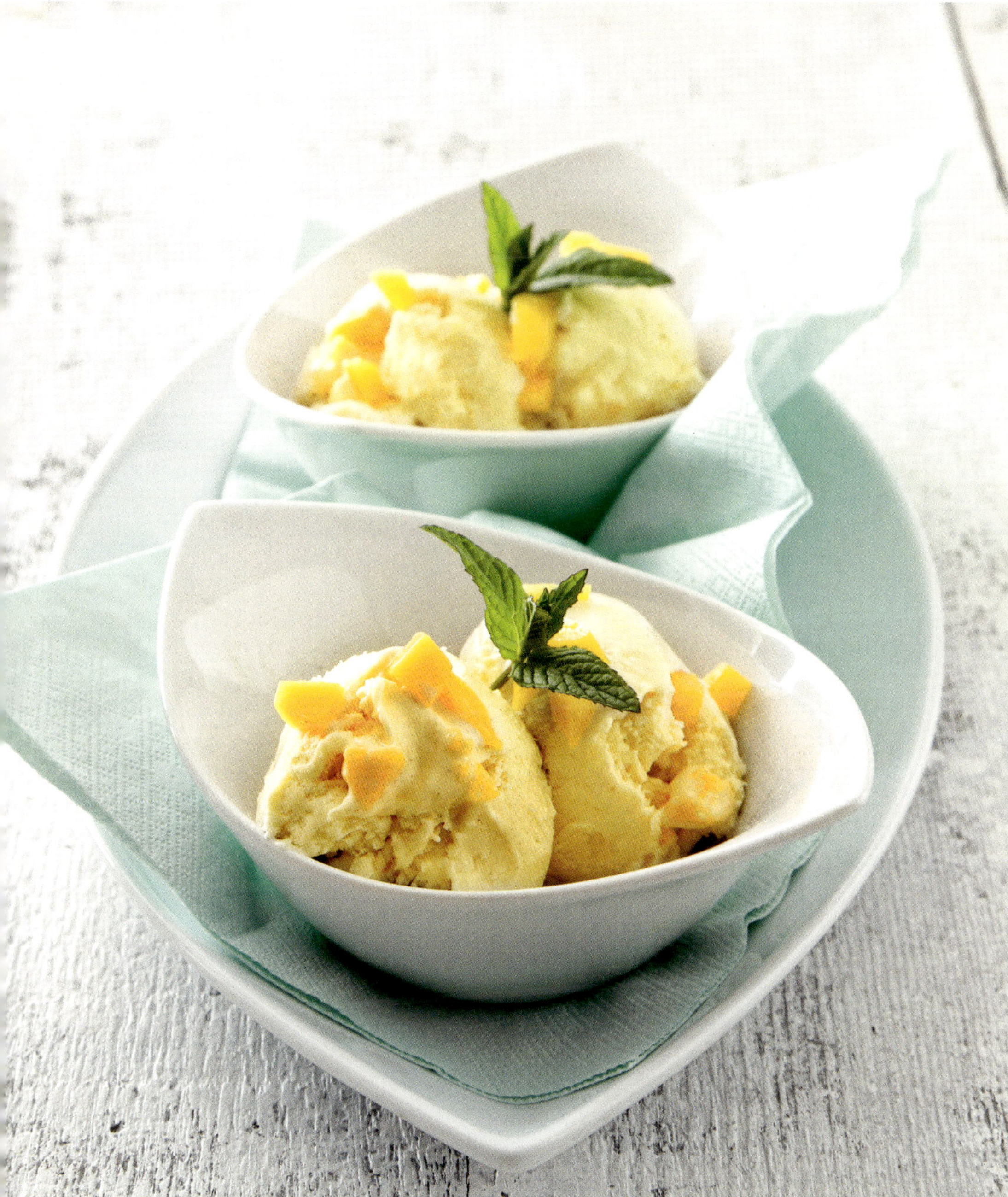

Melonen-Ingwer-Sorbet

Das schmeckt nach Sommer im Süden.

Für 4 Personen
⏲ 20 Min. + 3–4 Std. Gefrierzeit

1	kleine Cantaloup- oder Netzmelone
5 EL	Zitronensaft
4 EL	Stevia GrooVia
1 Stück	Ingwer, walnussgroß
10	Minzeblättchen
125 g	Sahnejoghurt

- Das Melonenfleisch von der Schale lösen, entkernen und in Würfel schneiden. Zusammen mit dem Zitronensaft und Stevia im Mixer fein pürieren.
- Den Ingwer schälen und sehr fein würfeln. Die Minze waschen, trockenschütteln und fein hacken. Einige Minzeblättchen für die Garnitur beiseitelegen. Joghurt, Ingwer und die Minze unterrühren.
- Alles in eine Metallschüssel geben und 3–4 Stunden im Gefrierfach frosten lassen. Zwischendurch immer wieder umrühren, damit sich keine Eiskristalle bilden.
- Das geeiste Melonenpüree in Dessertgläser füllen und mit den restlichen Minzeblättchen garnieren.

▶ Nährwerte pro Portion:
68 kcal; 3,3 g F; 7,3 g KH; 1,6 g E; 0,6 BE

Tipp

Der Clou dieses Rezeptes ist der fein gehackte Ingwer. Dieser darf nicht im Mixer püriert werden, sondern die kleinen Stücke müssen erhalten bleiben.

Mallorquinisches Mandeleis

Mit feinem Mandel-Zimt-Geschmack

Für 2 Personen

20 Min. + 3 Std. Gefrierzeit

75 g geschälte Mandeln · 1 TL Zimt · 300 ml Milch · 4 EL Stevia GrooVia · 5 Tropfen Bittermandelöl · 1 EL abgeriebene Zitronenschale, naturrein · 100 ml Sahne · etwas Zimt

- Die Mandeln sehr fein mahlen und in einer beschichteten Pfanne trocken rösten, bis sie anfangen zu duften.
- Die Milch zugeben und kurz aufkochen lassen. Zimt, Stevia, Bittermandelöl und Zitronenabrieb zufügen, dann alles durch ein Sieb in eine Metallschüssel geben und abkühlen lassen.
- Die Sahne steif schlagen und unterheben. Im Gefrierfach etwa 3 Stunden gefrieren lassen. Zwischendurch immer wieder umrühren, damit sich keine Eiskristalle bilden.
- In Dessertgläser geben und mit Zimt bestäuben.

▶ Nährwerte pro Portion:
458 kcal; 40,6 g F; 11 g KH; 13,3 g E; 0,6 BE

Vanille-Zimt-Parfait

Vielleicht wird dies Ihr neues Lieblingseis.

Für 4 Personen

20 Min. + 2–3 Std. Gefrierzeit

1 Vanilleschote · 100 ml Milch · 3 Eigelbe · 2–3 EL Stevia GrooVia · 2 TL Zimt · 1 Msp. Meersalz · 250 ml Sahne · etwas Zimt

- Die Vanilleschote der Länge nach aufschneiden und das Mark herauskratzen. Die Milch zusammen mit der Vanille kurz aufkochen lassen. Danach die Schote entfernen.
- Eigelbe, Stevia, Zimt und Salz schaumig aufschlagen. Die heiße Vanillemilch unter Rühren dazugießen.
- Die Mischung abkühlen lassen. Die Sahne steif schlagen und unterheben.
- Eine Kuchen-Kastenform (9x20 cm) mit Klarsichtfolie auskleiden und die Masse einfüllen. Im Tiefkühlfach für etwa 2–3 Stunden gefrieren lassen.
- Auf eine vorgekühlte Platte stürzen, mit Zimt bestäuben und sofort servieren.

▶ Nährwerte pro Portion:
258 kcal; 24,9 g F; 4,2 g KH; 5,1 g E; 0,1 BE

Feine Süßigkeiten

Machen Sie die genussvolle Entdeckung, feine Süßigkeiten ganz ohne Zucker einfach selbst herstellen zu können. Besonders das selbst gemachte Marzipan, in gebackener oder auch in roher Form, ist göttlich gut und genau das Richtige zum Verwöhnen. Für die Herstellung dieser kleinen Köstlichkeit eignet sich Stevia GrooVia am besten. Um den Klebeeffekt des Marzipans etwas zu verstärken, habe ich dem Mandelteig ein kleines bisschen Honig zugegeben.

Bei den „Kernigen Schoko-Häufchen“ und auch bei dem „Dattelkonfekt“ habe ich jeweils das flüssige Stevia Fluid verwendet. Ihnen steht es aber frei, beliebig nach eigenem Geschmack Stevia GrooVia, Stevia-Pulver oder das flüssige Stevia zu verwenden. Doch auch hier vorsichtig dosieren, damit die kleinen Kunstwerke nicht zu süß werden. Nachsüßen können Sie immer noch.

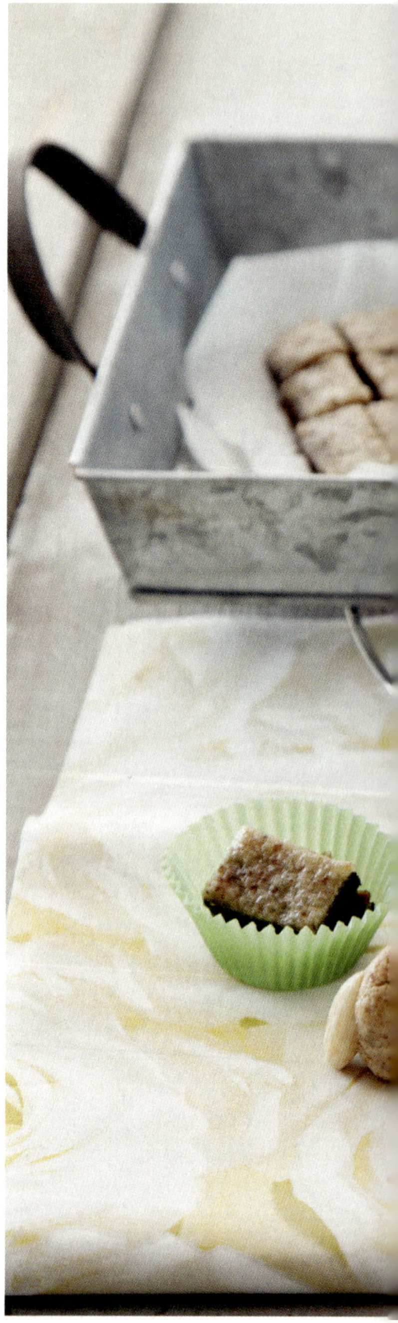

▶ Frankfurter Bethmännchen, beschwipste Riegele, Ingwer-Marzipan-Sterne

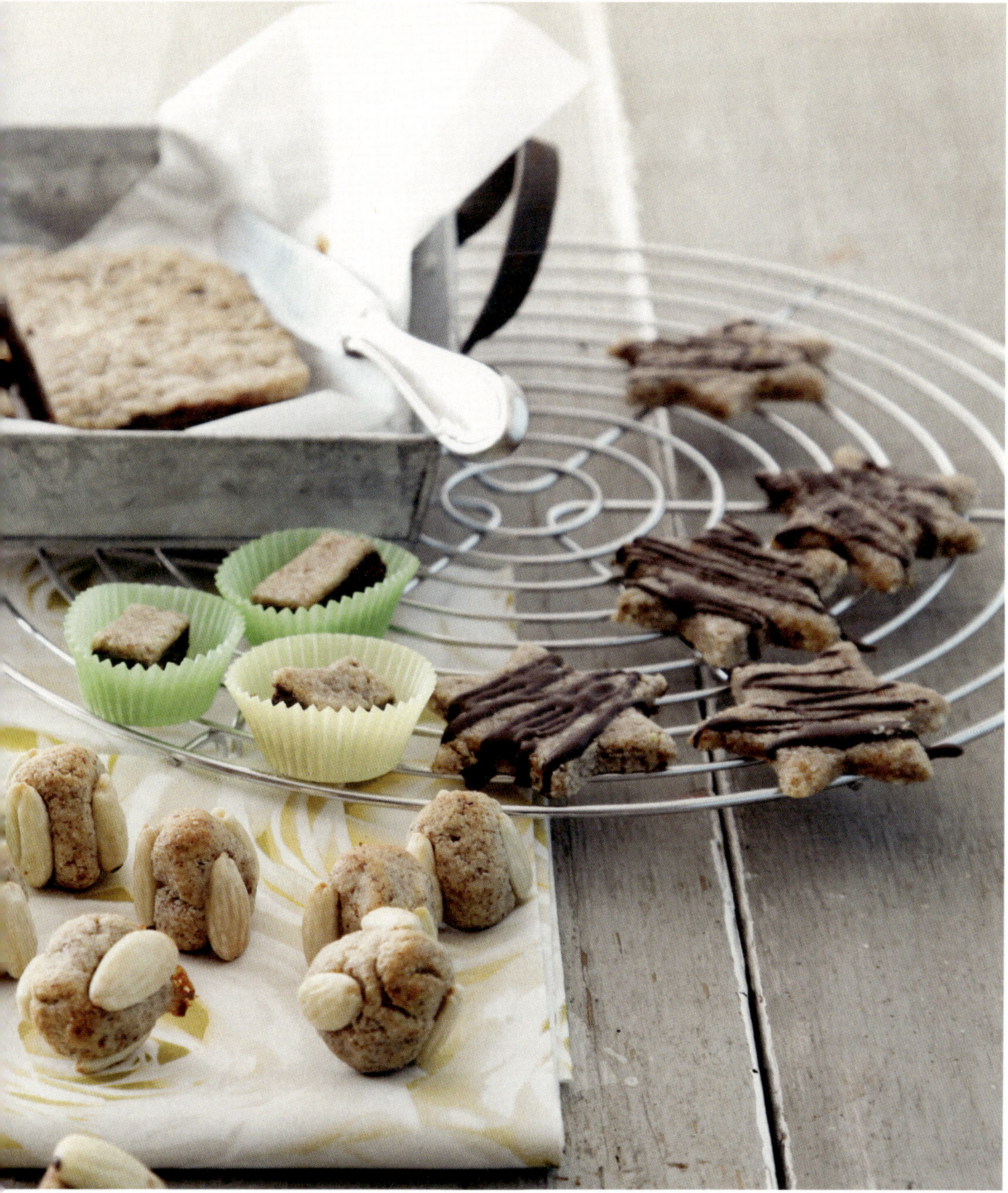

Beschwipste Riegele

Sind so gut, dass sie niemals allein gegessen werden sollten.

Für 48 Stück
35 Min. + 6 Min. Backzeit + 1 Std. Kühlzeit

160 g	dunkle Schokolade, 70% Kakaoanteil
80 ml	flüssige Sahne
1 TL	Instant-Kaffee
100 g	Rosinen
4 EL	Rum
3 EL	Stevia GrooVia
100 g	fein gemahlene Mandeln
1 TL	Rosenwasser
5 Tropfen	Bittermandelöl
2 EL	fester Honig, z. B. Rapshonig

- Die Schokolade in grobe Stücke brechen, zusammen mit der Sahne und dem Kaffee in einen kleinen Topf geben, erhitzen und unter Rühren auflösen. Im Kühlschrank cremig fest werden lassen.
- Die Rosinen heiß abspülen und mit einem scharfen Messer in feine Stückchen hacken. Mit 2 Esslöffeln Rum übergießen und etwa 30 Minuten ziehen lassen. Den Backofen auf 160 °C vorheizen.
- Das Stevia mit einem Mixstab oder einer Mandelmühle fein pulverisieren. Mit dem restlichen Rum den gemahlenen Mandeln, Rosenwasser, Bittermandelöl und Honig zu einem glatten Teig verkneten.
- Die Marzipanmasse halbieren, zwischen Klarsichtfolie 2 mm dick zu zwei gleich großen Rechtecken (12x18 cm) ausrollen. Anschließend auf Backpapier legen und im Ofen etwa 5–6 Minuten backen, herausnehmen und auskühlen lassen.
- Die Schoko-Kaffee-Sahne mit einem Schneebesen glatt rühren. Die Hälfte davon auf eine der Marzipanplatten streichen und die eingelegten Rosinen gleichmäßig darüber verteilen. Die restliche Schoko-Kaffee-Creme darüberstreichen. Mit der zweiten Marzipanplatte bedecken, leicht andrücken und im Kühlschrank fest werden lassen.
- Mit einem scharfen Messer kleine Rechtecke (1½x3 cm) schneiden. Gut gekühlt servieren.

▶ Nährwerte pro Stück:
41 kcal; 2,3 g F; 3,6 g KH; 0,8 g E; 0,3 BE

Ingwer-Marzipan-Sterne

Die Marzipansterne sind einfach gemacht und dennoch sehr dekorativ.

Für 35 Stück

30 Min. + 5 Min. Backzeit

3 EL	Stevia GrooVia
1 Stück	Ingwer, walnussgroß
2 EL	Mandarinen- oder Orangensaft
175 g	fein gemahlene Mandeln
1 EL	Rosenwasser
einige	Tropfen Bittermandelöl
1 EL	fester Honig, z. B. Rapshonig
25 g	dunkle Schokolade, 70% Kakaoanteil

- Das Stevia GrooVia mit einem Mixstab oder einer Mandelmühle fein pulverisieren.
- Den Ingwer schälen und sehr fein hacken. Den Mandarinen- oder Orangensaft mit den Mandeln, Stevia, Rosenwasser, Bittermandelöl, Honig und Ingwer gut verkneten. Den Backofen auf 160 °C vorheizen.
- Den Teig zwischen Klarsichtfolie legen und etwa 1 cm dick ausrollen. Mit einer Ausstechform kleine Sterne von etwa 5 cm Durchmesser ausstechen, dabei die Form zwischendurch in heißes Wasser tauchen.
- Die Sterne auf ein mit Backpapier ausgelegtes Backblech legen und im Backofen 5 Minuten backen.
- Die Schokolade in kleine Stücke schneiden, im Wasserbad schmelzen lassen und die Sterne damit fadenförmig überziehen. Kühl trocknen lassen.

▶ Nährwerte pro Stück:
34 kcal; 2,8 g F; 1,0 g KH; 1,0 g E; 0,1 BE

Frankfurter Bethmännchen

So gelingt die klassische Süßigkeit auch ohne Zucker.

Für 20 Stück

30 Min. + 8 Min. Backzeit

3 EL Stevia GrooVia · 2 EL Rum · 180 g fein gemahlene Mandeln · 1 EL Rosenwasser · einige Tropfen Bittermandelöl · 1 EL Honig, z. B. Rapshonig · 1 Eiweiß · 60 Mandeln

- Das Stevia GrooVia mit einem Mixstab oder Mandelmühle fein pulverisieren.
- Den Rum mit den gemahlenen Mandeln, Stevia, Rosenwasser, Bittermandelöl und Honig zu einem glatten Teig verkneten.
- Daraus dünne Stangen rollen, kirschgroße Stücke abstechen und zwischen den Handflächen zu Kugeln formen. Den Backofen auf 180 °C vorheizen.
- Das Eiweiß etwas verschlagen, die Kugeln damit dünn bestreichen und seitlich mit je 3 Mandeln besetzen.
- Die Bethmännchen im Backofen in 8 Minuten hellbraun backen.

▶ Nährwerte pro Stück:
75 kcal; 6,5 g F; 1,2 g KH; 2,5 g E; 0,1 BE

Dattelkonfekt

Geht ganz einfach und schnell.

Für 12 Stück

20 Min.

12 TL Frischkäse · einige Tropfen Stevia Fluid · 12 frische oder getrocknete Datteln · 40 g dunkle Schokolade, 70% Kakaoanteil · 12 Walnusskernhälften

- Den Frischkäse mit dem Stevia leicht süßen. Die Datteln seitlich der Länge nach ein Stück einschneiden und vorsichtig den Kern entfernen.
- Die Früchte ein wenig auseinanderdrücken und mit dem Frischkäse füllen.
- Die Schokolade im Wasserbad schmelzen lassen.
- Die gefüllten Datteln mit der Spitze darin eintauchen, dann mit den Walnusshälften garnieren. Die Walnuss-Datteln auf ein Gitterrost legen und leicht gekühlt servieren.

▶ Nährwerte pro Stück:
101 kcal; 6,3 g F; 8,8 g KH; 2,2 g E; 0,7 BE

▶ Dattelkonfekt

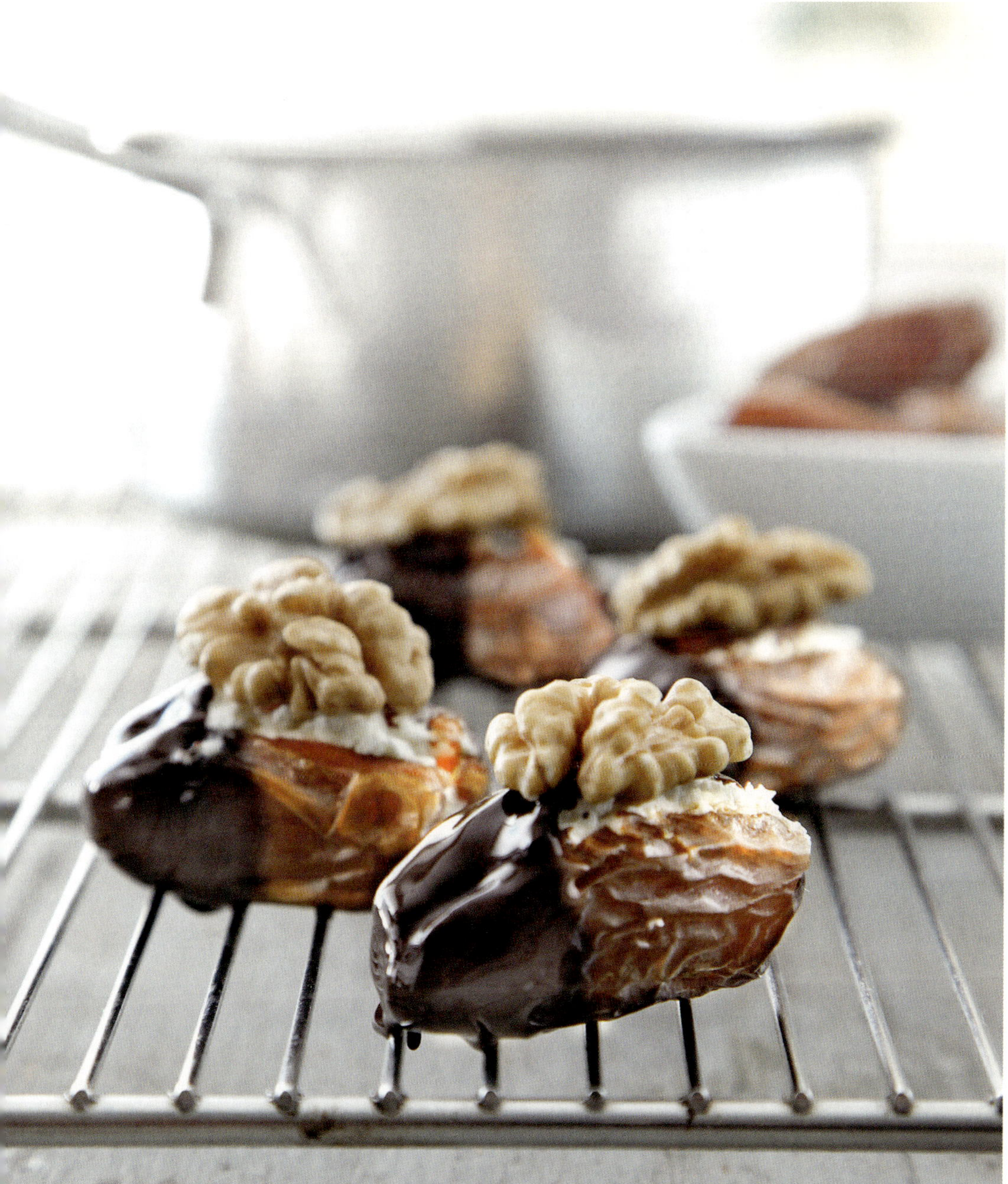

Kernige Schoko-Häufchen

Kaum Aufwand, langer Genuss

Für 30 Stück

⏲ 20 Min. + 30 Min. Kühlzeit

75 g Walnusskerne · 75 g Sonnenblumenkerne · 75 g getrocknete Aprikosen · 150 g dunkle Schokolade, 70% Kakaoanteil · einige Tropfen Stevia Fluid · ½ TL Kardamom

- Die Walnusskerne in einen Gefrierbeutel geben und mit einem Fleischklopfer grob zerkleinern. Zusammen mit den Sonnenblumenkernen in einer Pfanne ohne Fett leicht rösten.
- Die Aprikosen in Stücke schneiden.
- Die Schokolade im Wasserbad schmelzen lassen. Stevia, Walnüsse, Sonnenblumenkerne und die Aprikosenstücke unterrühren und mit dem Kardamom würzen.
- Die Masse leicht abkühlen lassen.
- Mithilfe zweier Teelöffel kleine Häufchen auf Backpapier setzen. Für etwa 30 Minuten im Kühlschrank fest werden lassen. Gut gekühlt servieren.

▶ Nährwerte pro Stück:
57 kcal; 3,7 g F; 4,3 g KH; 1,6 g E; 0,3 BE

Marzipankartoffeln

Da kann keiner Nein sagen.

Für 60 Stück

⏲ 25 Min. + 5 Min. Backzeit

6 EL Stevia GrooVia · 370 g fein gemahlene Mandeln · 4 EL Rum · 2 EL Rosenwasser · einige Tropfen Bittermandelöl · 2 EL Honig · 1–2 EL Kakao, stark entölt

- Das Stevia GrooVia mit einem Mixstab oder Mandelmühle fein pulverisieren.
- Die gemahlenen Mandeln, Rum, Stevia, Rosenwasser, Bittermandelöl und Honig zu einem glatten Teig verkneten.
- Aus dem Teig dünne Stangen rollen, kirschgroße Stücke abstechen und zwischen den Handflächen zu Kugeln formen. Backofen auf 175 °C vorheizen.
- Die Marzipankugeln auf ein mit Backpapier ausgelegtes Backblech legen und im Backofen 5 Minuten backen.
- Leicht abkühlen lassen und im Kakao wälzen.

▶ Nährwerte pro Stück:
39 kcal; 3,4 g F; 0,8 g KH; 1,2 g E; 0,1 BE

Chili-Schoko-Trüffel

Durch die feine Schärfe ein besonderes Schokoladen-Erlebnis

Für 40 Stück

30 Min. + 1–2 Std. Kühlzeit

1	kleine rote Chilischote
200 g	dunkle Schokolade, 70% Kakaoanteil
125 ml	Sahne
3 EL	Stevia GrooVia
30 g	Butter
1 EL	Ingwer, fein gehackt
2–3 EL	Kakao, stark entölt

- Die Chilischote waschen, halbieren und entkernen und in winzig kleine Stückchen schneiden. Die Schokolade in grobe Stücke brechen.
- Die Sahne zusammen mit dem Stevia und Chili in einem kleinen Topf erhitzen. Dann die Schokolade darin unter Rühren auflösen.
- Die Schokosahne handwarm abkühlen lassen.
- Die Butter in Flöckchen schneiden und zusammen mit dem Ingwer unterrühren. Die Masse in 1–2 Stunden im Kühlschrank fest werden lassen.
- Mit einem Teelöffel kirschgroße Stücke abstechen, zwischen den Handflächen zu Kugeln formen und diese sofort im Kakao wälzen. In kleinen Papiermanschetten gut gekühlt servieren.

▸ Nährwerte pro Stück:
36 kcal; 2,6 g F; 2,5 g KH; 0,8 g E; 0,2 BE

Tipp

Um die Kugeln besser zu formen, die Hände zwischendurch immer wieder in Eiswasser tauchen.

Köstliche Getränke

Ob Partybowle, Orangenflip oder Limonen-Ingwer-Limonade – alles köstlich erfrischende Getränke, die zudem herrlich süß schmecken. Der Clou daran – hier ist alles ohne Zucker!

Ebenfalls der leckere Eierlikör: hier nun endlich zuckerfrei. Natürlich musste ich, um die sämige Konsistenz erreichen zu können (dies gelingt mit Stevia leider nicht), etwas mit Gelatine nachhelfen, was aber dem Geschmack keinen Abbruch tut.

Da das individuelle Süßempfinden bei jedem Menschen unterschiedlich ausgeprägt ist, und Sie es vielleicht gerne noch ein bisschen süßer hätten, können Sie bei allen Getränken zusätzlich noch ein paar Tropfen Stevia Fluid zugeben.

▸ Zuckerfreier Eierlikör (S. 100)

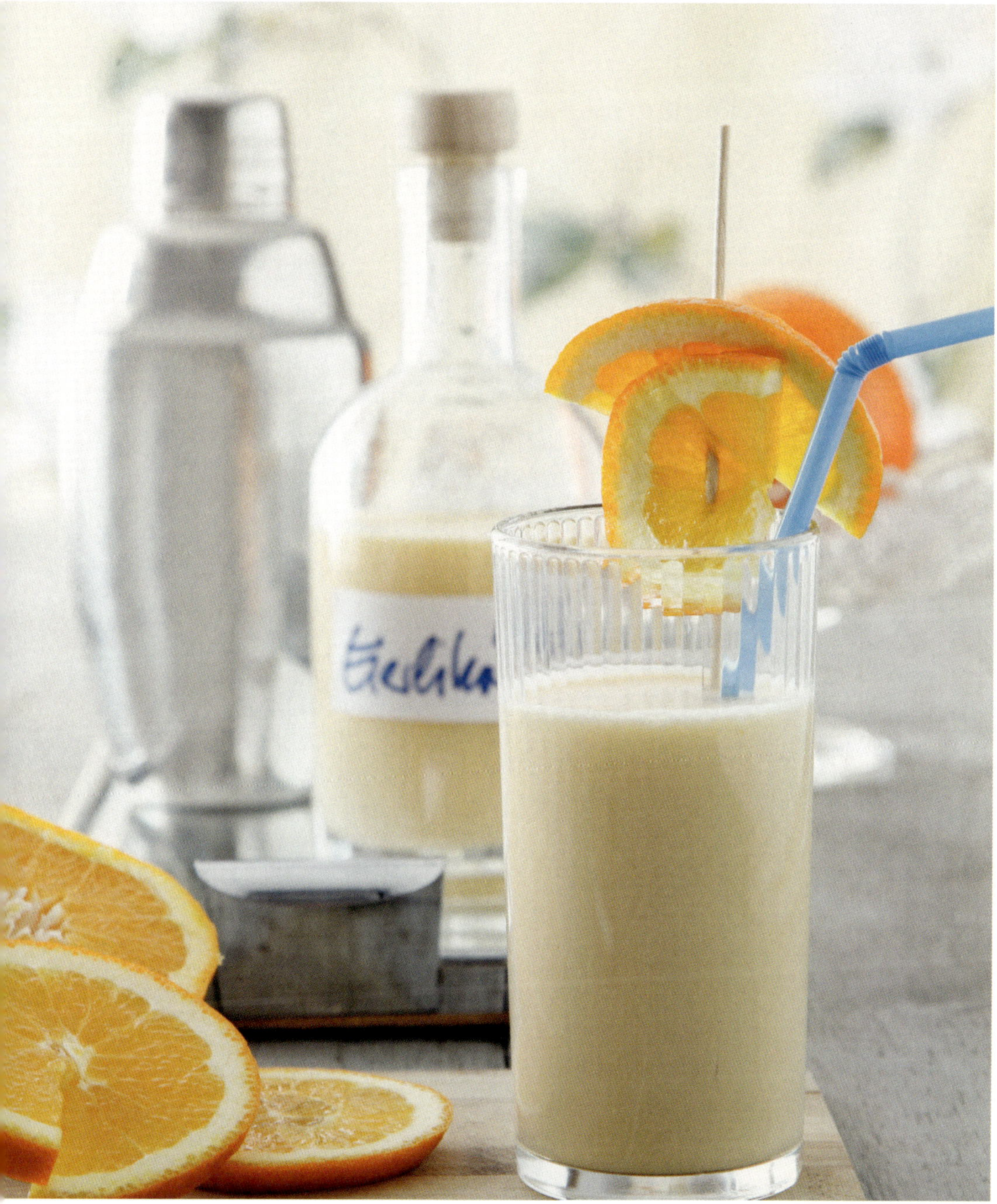

Zuckerfreier Eierlikör

Der hat's in sich! (Bild S. 99)

Für 4 Personen

⏲ 20 Min. + 6 Std. Gelierzeit

1½ Blatt Gelatine · 1 Vanilleschote · 125 ml Milch · 4 EL Stevia GrooVia · 3 Eigelbe · 1 Msp. Meersalz · 50 ml Sahne · 75 ml Kirschwasser, mind. 38%

- Die Gelatine in kaltem Wasser 5 Minuten einweichen. Von der Vanilleschote das Mark herauskratzen. Milch, Salz, Vanille und Stevia kurz aufkochen lassen. Die Vanilleschote entfernen.
- Die Eigelbe verquirlen, die heiße Vanillemilch langsam dazugießen. Die Gelatine ausdrücken und unterrühren.
- Alles über dem Wasserbad einige Mi-nuten unter kräftigem Rühren langsam (nicht über 80 °C) erhitzen.
- Abkühlen lassen. Sahne und Kirschwasser unterrühren. Den Eierlikör ca. 6 Stunden kalt stellen. Vor dem Servieren gut schütteln.

▶ Nährwerte pro Portion:
162 kcal; 10,1 g F; 2,1 g KH; 4,6 g E; 0,1 BE

Orangenflip

Ein erfrischender Genuss

Für 2 Gläser

⏲ 15 Min.

2 große Orangen · 100 ml zuckerfreier Eierlikör · 180 ml stilles Mineralwasser · 4 Eiswürfel · 2 Strohhalme

- Die Orangen halbieren, 2 dünne Scheiben davon abschneiden, die restlichen Orangenhälften auspressen.
- Saft, Eierlikör, Wasser und Eiswürfel in einen Shaker geben und gut schütteln. In Longdrinkgläser füllen, mit den Orangenscheiben und Strohhalmen servieren.

Variante:

250 ml frisch gepressten Orangensaft mit einigen Tropfen Stevia und 125 g Joghurt mixen, in 2 Gläser gießen und jeweils 1 Kugel selbst gemachtes Vanilleeis hineingeben.

▶ Nährwerte pro Portion:
147 kcal; 6,5 g F; 10,2 g KH; 3,8 g E; 0,8 BE

Apfel-Möhren-Zitronen-Saft

Wenn Sie einen Vitamin-Kick brauchen.

Für 2 Personen

20 Min.

1 Zitrone · 3 Äpfel · 3–4 Möhren · einige Tropfen Stevia Fluid · etwas Zimt

- Die Zitrone auspressen. Die Äpfel waschen und grob würfeln.
- Die Möhren sorgfältig waschen, den Wurzelansatz abschneiden und ebenfalls grob würfeln.
- Apfel- und Möhrenwürfel in einen Entsafter geben und auspressen. Sofort den Zitronensaft unterrühren.
- Den Saft nach Belieben durch ein großmaschiges Sieb geben, um eventuelle Pflanzenfasern zu entfernen.
- Den Apfel-Möhren-Zitronen-Saft in 2 Gläser füllen und mit einigen Tropfen Stevia Fluid süßlich abschmecken. Mit dem Zimt bestreut servieren.

▶ Nährwerte pro Portion:
139 kcal; 1,0 g F; 29,2 g KH; 1,9 g E; 1,9 BE

Partybowle, alkoholfrei

Schön für eine Gartenparty!

Für 4 Personen

15 Min. + 2 Std. Kühlzeit

4 EL roter Früchtetee (ersatzweise 4–5 Beutel) · 1–2 EL Stevia GrooVia · 2 unbehandelte Orangen · 1 unbehandelte Zitrone · 10 Eiswürfel · Sprudelwasser nach Belieben

- Den Früchtetee mit zwei Liter kochendem Wasser übergießen und 10 Minuten ziehen lassen.
- Anschließend den Tee durch ein Sieb gießen. Stevia GrooVia unter Rühren darin auflösen, dann abkühlen lassen.
- Die Orangen und die Zitrone waschen und mit der Schale in kleine Würfel schneiden. Orangen- und Zitronenwürfel in einen großen Krug geben und mit dem gesüßten Tee mischen.
- Die Eiswürfel zugeben und nach Belieben mit dem Sprudelwasser auffüllen. Gut gekühlt servieren.

▶ Nährwerte pro Portion:
36 kcal; 0,2 g F; 6,8 g KH; 0,6 g E; 0,5 BE

Granatapfelsaft

Ein bisschen Pulerei, aber dann wird's köstlich.

Für 2 Personen

⏲ 20 Min.

2 Granatäpfel · einige Tropfen Stevia Fluid · 4 Eiswürfel

- Von den Granatäpfeln jeweils das obere Krönchen und den unteren Boden abschneiden. Mit einem scharfen Messer der Länge nach die Schale dünn einschneiden. Die Frucht mit den Händen auseinanderbrechen und die roten Kerne aus den Zwischenhäuten lösen.
- Die roten Fruchtkerne mit dem Mixstab pürieren, dann durch ein Sieb geben und den Saft dabei auffangen.
- 200 ml Wasser mit dem Stevia Fluid süßen und mit dem Granatapfelsaft mischen. Anschließend den Saft in 2 Longdrinkgläser füllen, die Eiswürfel zugeben und gut gekühlt servieren.

▸ Nährwerte pro Portion:
35 kcal; 0,3 g F; 7,5 g KH; 0,3 g E; 0,6 BE

Limonen-Ingwer-Limonade

Belebt und erfrischt

Für 6 Gläser

⏲ 15 Min.

2 kleine Limonen · 1 Stück frischer Ingwer, walnussgroß · 1 kleines Bund Zitronenmelisse · einige Tropfen Stevia Fluid · 1½ l Mineralwasser · einige Eiswürfel

- Die Limonen heiß abspülen, halbieren und mit der Schale in kleine Stücke schneiden. Den Ingwer schälen und fein hacken. Die Zitronenmelisse kurz waschen und trockenschütteln.
- Die Limonenstücke zusammen mit dem Ingwer und der Zitronenmelisse in einer Karaffe zerstoßen. Mit dem Stevia süßen.
- Mit gut gekühltem Mineralwasser auffüllen und die Eiswürfel zugeben. Gut gekühlt servieren.

▸ Nährwerte pro Portion:
12 kcal; 0,6 g F; 0,6 g KH; 0,2 g E; 0 BE

Silvesterbowle

Der perfekte Start ins neue Jahr!

Für 15 Gläser

⏲ 20 Min. + 3 Std. Zeit zum Durchziehen

1 frische Ananas · 200 g frische Litschis · 1 Limette, naturrein · 2 Zweige Minze · 2 EL Stevia GrooVia · 100 ml weißer Rum · 1 Flasche trockener Weißwein · 1 Flasche trockener Sekt · ½ l Mineralwasser

- Die Ananas schälen, den Mittelstrunk entfernen und das Fruchtfleisch fein würfeln. Die Litschis schälen und vom Stein ablösen. Die Limette heiß abwaschen und in dünne Scheiben schneiden.
- Die Früchte mit Minze und Stevia in ein Bowlengefäß geben, mit dem weißen Rum übergießen und 2–3 Stunden ziehen lassen. Dann die Minze entfernen.
- Kurz vor dem Servieren mit gut gekühltem Wein und Sekt aufgießen. Nach Belieben Eiswürfel zugeben und mit Mineralwasser auffüllen.

▶ Nährwerte pro Portion:
112 kcal; 0,2 g F; 6,2 g KH; 0,4 g E; 0,5 BE

Äppelwoi-Bowle mit Waldmeister

Das „Frankfurter Nationalgetränk“ macht gute Laune.

Für 6 Personen

⏲ 15 Min. + 1½ Std. Kühlzeit

200 g Erdbeeren, frisch oder TK · 2 EL Stevia GrooVia · 1 l Apfelwein oder Cidre · 1 kleines Bund Waldmeister · ¾ l Mineralwasser

- Frische Erdbeeren putzen und in Stücke schneiden, tiefgefrorene leicht antauen lassen. Die Früchte in ein Bowlengefäß geben, mit dem Stevia süßen und 30 Minuten ziehen lassen.
- Dann den Apfelwein angießen, den Waldmeister zugeben und das Ganze etwa 1 Stunde kühl stellen.
- Den Waldmeister entfernen, die Eiswürfel zugeben und die Bowle mit dem Mineralwasser auffüllen. Gut gekühlt servieren.

▶ Nährwerte pro Portion:
121 kcal; 0,1 g F; 14,1 g KH; 0,3 g E; 1,1 BE

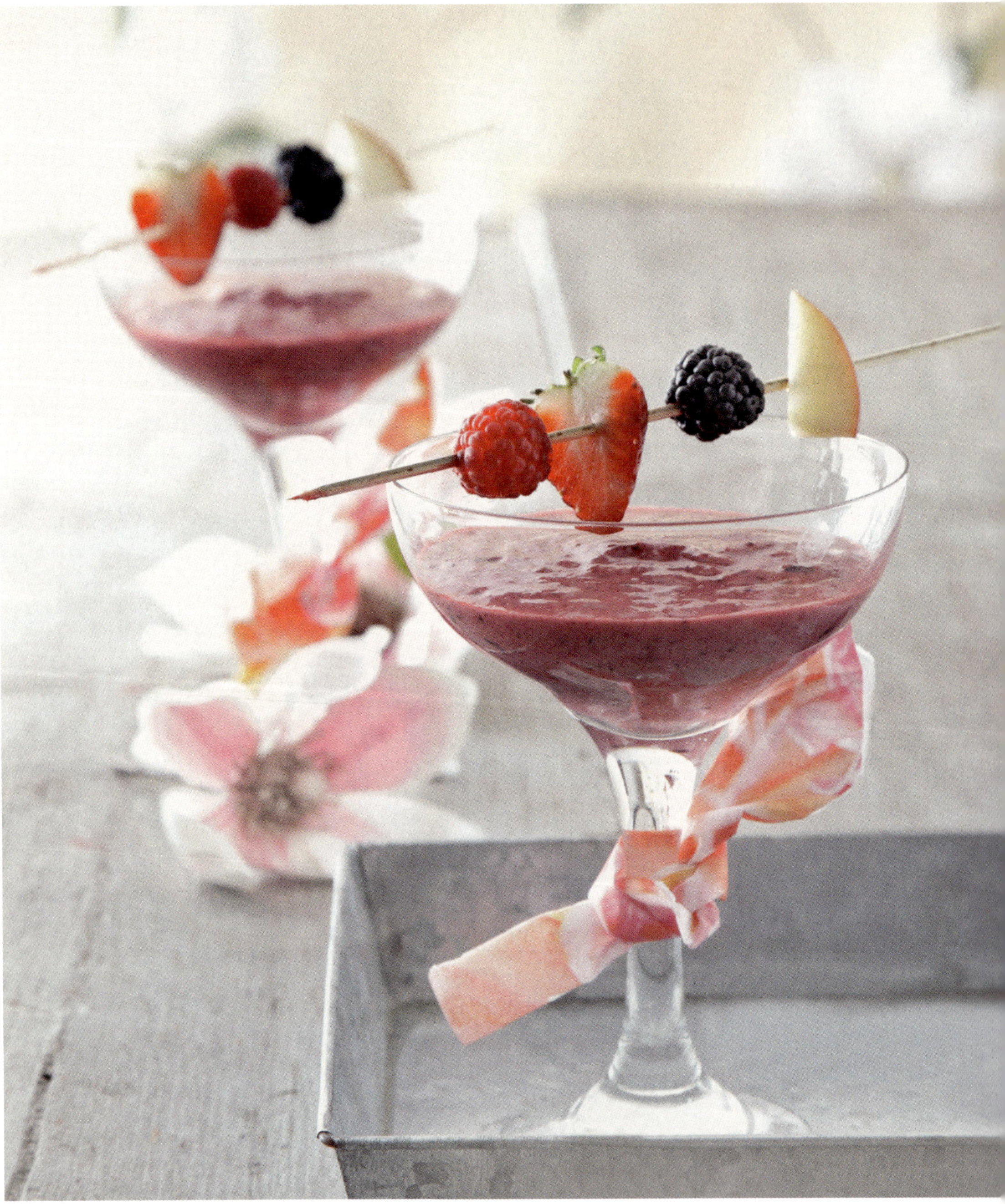

Rosa Beeren-Smoothie

Wirkt aufmunternd und tröstend.

Für 2 Personen

15 Min.

1 kleiner Apfel · 150 g gemischte Beeren (TK oder frisch: Erdbeeren, Himbeeren, Brombeeren) · 150 ml Kefir · einige Tropfen Stevia Fluid

- Den Apfel waschen, nach Belieben schälen, dann vierteln und das Kerngehäuse herausschneiden. Die Apfelviertel grob würfeln.
- Frische Beeren putzen, tiefgefrorene Beeren leicht antauen lassen. Einige Früchte zum Garnieren auf kleine Holzspießchen stecken und beiseite legen.
- Die Apfelstücke zusammen mit den übrigen Beeren in einen Mixer geben. Den Kefir zugeben, mit dem Stevia süßen und alles fein pürieren.
- Die Smoothies in 2 Gläser füllen und mit den Fruchtspießchen garniert servieren.

▶ Nährwerte pro Portion:
120 kcal; 1,6 g F; 21,3 g KH; 3,3 g E; 1,8 BE

Vitamin-Drink

Ihr Abwehr-Turbo für die kalte Jahreszeit

Für 2 Personen

15 Min.

1 Apfel · 1 Birne · 1 Orange · 1 Stück Ingwer, haselnussgroß · einige Tropfen Stevia Fluid · 1 TL Zimt · 150 ml Apfelsaft, ohne Zuckerzusatz

- Apfel und Birne waschen (evtl. schälen), die Kerngehäuse entfernen und grob würfeln.
- Die Orange schälen, die weißen Fruchthäutchen entfernen und die Filets in Würfel schneiden. Den Ingwer schälen und grob hacken.
- Apfel-, Birnen- und Orangenstücke mit dem Ingwer, Stevia und Apfelsaft in einen Mixer geben und pürieren.
- Den Drink in Gläser füllen, mit dem Zimt bestäuben und servieren.

▶ Nährwerte pro Portion:
130 kcal; 0,8 g F; 28 g KH; 1,4 g E; 2,3 BE

◀ Rosa Beeren-Smoothie

Gutes zu Weihnachten

Jetzt hat die Weihnachtsbäckerei Hochkonjunktur. Überall riecht es nach frisch gebackenen Plätzchen und duftet es nach feinen Gewürzen. Anis, Kardamom, Ingwer, Nüsse und Mandeln sind die typischen Zutaten, die Kuchen und Plätzchen das geliebte Aroma vermitteln. Doch leider sind dies oftmals wahre Zuckerbomben. Zum Glück gibt es Stevia GrooVia. Verwenden Sie dieses süße Granulat wie Zucker. 100 Gramm Zucker sind in etwa vergleichbar mit 25 Gramm Stevia GrooVia. Tasten sie sich in kleinen Schritten an diese Süße heran und probieren Sie zwischendurch immer wieder, ob Ihnen die Süße ausreicht.

Stevia hat zwar nicht wie Zucker die Eigenschaft zu konservieren, dennoch machte ich die Erfahrung, dass Plätzchen über einen längeren Zeitraum gelagert nicht verderben und sich schimmelfrei aufbewahren lassen.

► Christstollen (S. 108)

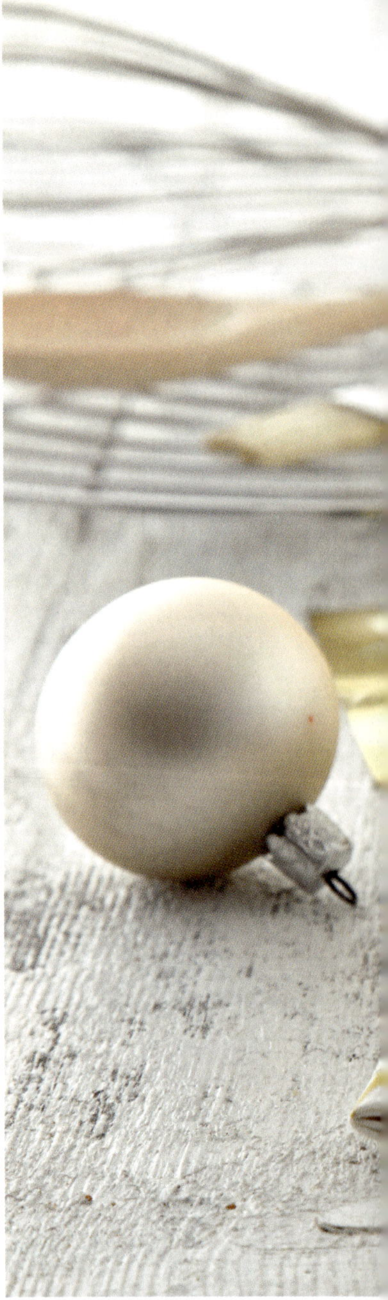

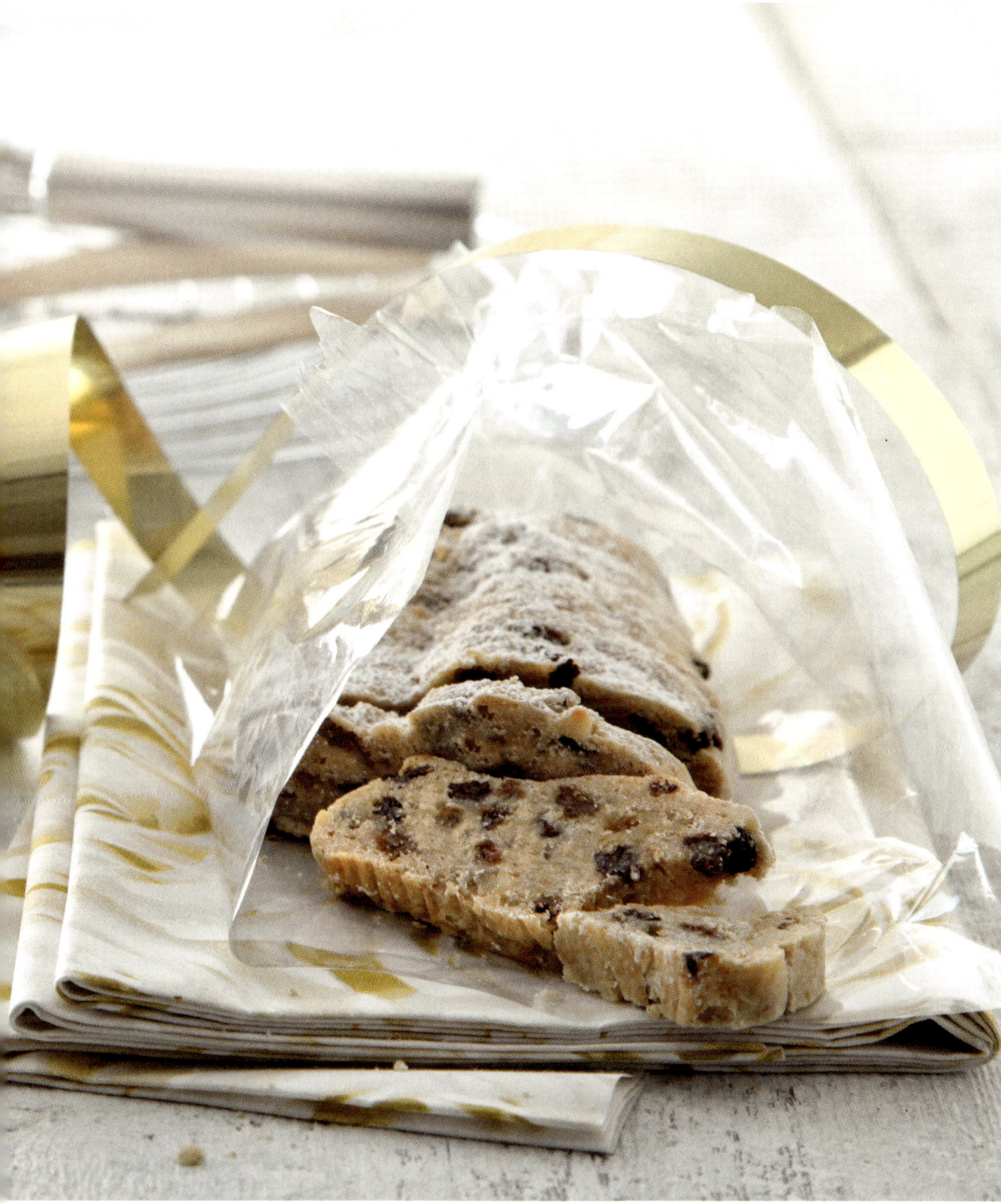

Kleiner Christstollen

Mit vielen guten Zutaten für Ihre Lieben
(Foto S. 107).

Für 8 Stücke
⏲ 40 Min. +
50–60 Min. Gehzeit +
25 Min. Backzeit

3 EL Rosinen
3 getrocknete Aprikosen
30 g abgezogene Mandeln
125 g Mehl, Type 405
25 g Hefe
5 EL warme Milch
1 Prise Zucker
25 g weiche Butter
1 Eigelb
3 EL Stevia GrooVia
½ TL Vanille-Aroma
1 TL abgeriebene Zitronenschale, naturrein
10 Tropfen Bittermandelöl
1 EL Stollengewürz
1 Msp. Meersalz

Außerdem:
etwas flüssige Butter
1 EL Stevia Puderzucker

- Rosinen mit heißem Wasser übergießen, 5 Minuten ziehen lassen, danach abgießen. Die Aprikosen in kleine Stücke schneiden. Die Mandeln in einen Gefrierbeutel geben und mit einem Fleischklopfer mittelgrob zerkleinern.
- Das Mehl in eine Schüssel geben, in die Mitte eine Vertiefung drücken, die Hefe hineinbröckeln und zusammen mit der Milch, etwas Mehl und Zucker zu einem Vorteig verrühren. Zugedeckt, an einem warmen Ort, etwa 20 Minuten gehen lassen.
- Das restliche Mehl, Butter, Eigelb, Stevia und Gewürze dazugeben und alles zu einem Teig verkneten.
- Rosinen, Aprikosenwürfel und Mandeln unterkneten.
- Den Teig auf einer bemehlten Arbeitsfläche mit dem Nudelholz leicht flach rollen, wobei eine Hälfte davon etwas dicker bleibt. Die dickere Längsseite zur Mitte hin überklappen, sodass die Stollenform entsteht.
- Den Stollen auf ein gefettetes Backblech geben und ihn nochmals etwa 30 bis 40 Minuten zugedeckt an einem warmen Ort gehen lassen, bis er sich verdoppelt hat. Den Backofen auf 175 °C vorheizen.
- Ein feuerfestes Gefäß mit heißem Wasser in den Ofen stellen und den Stollen in etwa 20–25 Minuten backen. Anschließend mit der flüssigen Butter bestreichen und mit dem Puderzucker bestäuben.

▶ Nährwerte pro Portion:
172 kcal; 9,2 g F; 17,9 g KH; 1,4 g E; 3,8 BE

Weihnachtssterne mit Marzipan

Auch schön für die Adventszeit oder den Nikolaus-Teller

- Das Mehl mit dem Salz in eine Schüssel geben. In die Mitte eine Vertiefung drücken und die in Stückchen geschnittene kalte Butter, Eier, Stevia und die gemahlenen Mandeln hineingeben. Alles rasch zu einem geschmeidigen Teig verkneten.
- Den Teig zugedeckt im Kühlschrank etwa 30 Minuten ruhen lassen.
- Für das Marzipan Stevia fein pulverisieren und mit den gemahlenen Mandeln mischen. Rum, Rosenwasser, Bittermandelöl und Honig unterkneten. Den Backofen auf 175 °C vorheizen.
- Den Plätzchenteig aus dem Kühlschrank nehmen, zwischen Klarsichtfolie legen und etwa 3 mm dick ausrollen. Mit einer Stern-Ausstechform mittelgroße Sterne ausstechen und diese auf ein mit Backpapier ausgelegtes Backblech legen.
- Den fertigen Marzipanteig ebenfalls zwischen Klarsichtfolie legen und ihn auch 3 mm dick ausrollen. Mit einer etwas kleineren Stern-Ausstechform Sterne ausstechen.
- Die kleineren Sterne vorsichtig auf die etwas größeren Sterne legen. Jeweils in die Mitte eine Mandel legen und leicht hineindrücken.
- Die Weihnachtssterne im Ofen etwa 8–10 Minuten goldgelb backen. Auf einem Kuchengitter auskühlen.

▶ Nährwerte pro Stück:
101 kcal; 7,8 g F; 4,8 g KH; 2,6 g E; 0,4 BE

Für 35 Stück
⏲ 45 Min. + 30 Min. Kühlzeit + 10 Min. Backzeit

Für den Teig:

200 g Mehl, Type 405
1 Msp. Meersalz
125 g kalte Butter
2 Eier
3 EL Stevia GrooVia
100 g gemahlenen Mandeln

Für das Marzipan:

3 EL Stevia GrooVia
150 g fein gemahlene Mandeln
2 EL Rum
2 EL Rosenwasser
einige Tropfen Bittermandelöl
1 EL fester Honig, z. B. Rapshonig

Außerdem:

35 Mandeln

Vanillekipferl

Die schmecken so, wie sie gehören.

Für 60 Stück
30 Min. + 30 Min. Kühlzeit + 12 Min. Backzeit

Für den Kipferlteig:
125 g weiche Butter
80 g Joghurt
2–3 EL Stevia GrooVia
1 Msp. Meersalz
1 TL Zimt
1 TL Vanillepulver
1 TL abgeriebene Zitronenschale, naturrein
200 g Mehl, Type 405
125 g feingeriebene Haselnüsse

Für den Staubzucker:
1 EL Stevia GrooVia

- Die zimmerwarme Butter in eine Schüssel geben und mit der Küchenmaschine glatt rühren. Joghurt, Stevia, Salz, Zimt, Vanille und Zitronenschale unterrühren.
- Das Mehl und die Haselnüsse esslöffelweise zugeben und unterkneten. Den Teig im Kühlschrank etwa 30 Minuten ruhen lassen.
- Den Backofen auf 200 °C vorheizen. Mit leicht bemehlten Händen aus dem Teig eine Rolle formen, kleine Stücke davon abschneiden, Hörnchen daraus formen und auf ein mit Backpapier ausgelegtes Backblech legen.
- Im Ofen in etwa 10–12 Minuten hellbraun backen. Einen Esslöffel Stevia mit einem Mixstab fein pulverisieren und die Kipferl zart damit übersieben.

▶ Nährwerte pro Stück:
41 kcal; 3,1 g F; 2,7 g KH; 0,6 g E; 0,2 BE

Tipp

Die abgekühlten Vanillekipferl bewahren Sie am besten in einer gut schließenden Keks-Blechdose auf. Kleiden Sie die Dose mit Butterbrotpapier aus und decken die Kipferl auch damit ab, bevor Sie den Deckel schließen, – dann bleiben sie lange knusprig.

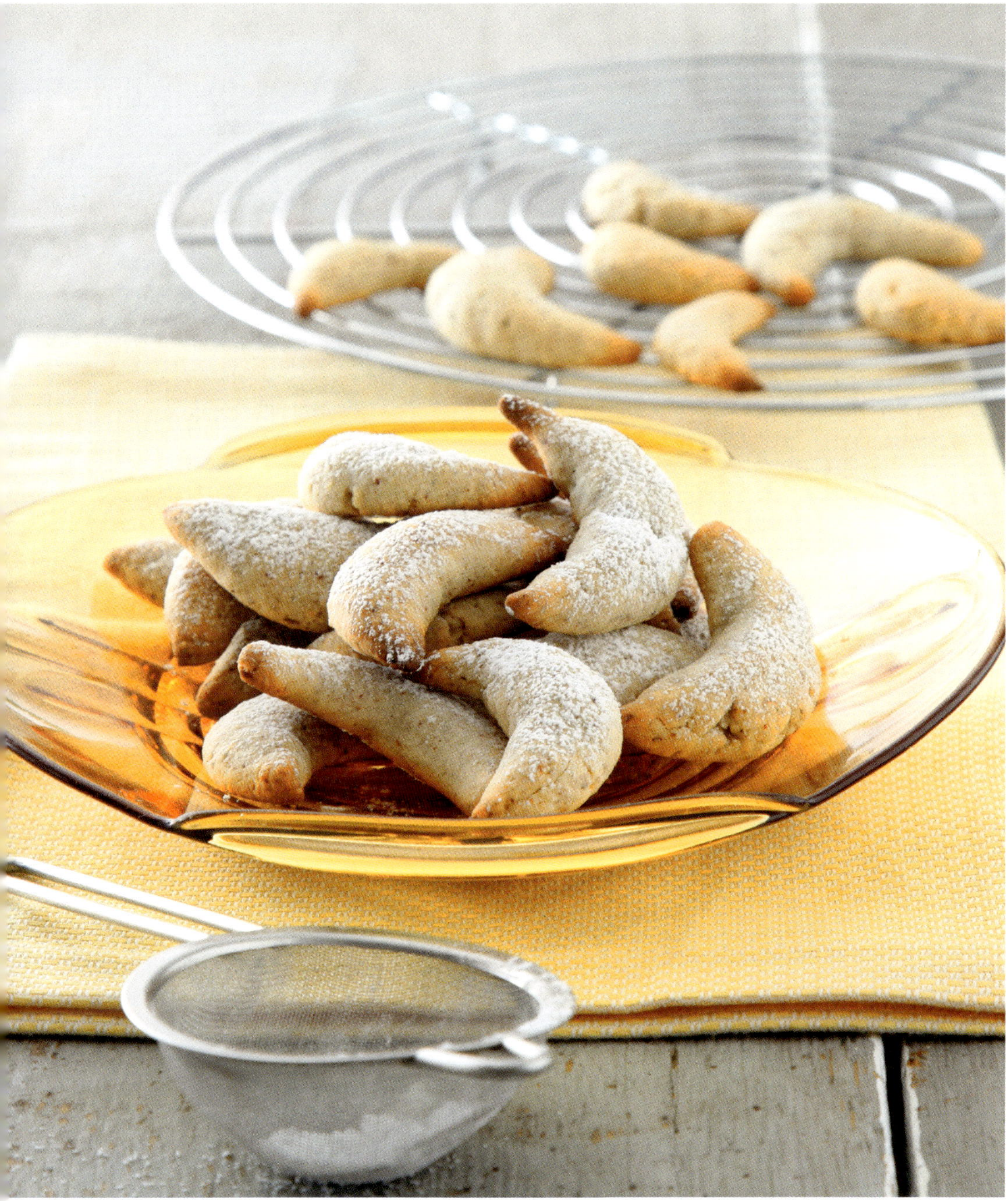

Nussbeißer

Mit Haselnuss und Mandelkern

Für 60 Stück
30 Min. + 10 Min. Backzeit

100 g	Mandeln, geschält
100 g	Haselnüsse
2	Eier
1 Prise	Meersalz
3–4 EL	Stevia GrooVia
40 g	fein gemahlene Mandeln
100 g	Macadamianüsse
50 g	Kürbiskerne
50 g	Pistazien
50 g	Sonnenblumenkerne

- Mandeln und Haselnüsse in einen Gefrierbeutel geben, mit einem Fleischklopfer grob hacken, dann in einer Pfanne ohne Fett hellbraun rösten.
- Die Eier trennen. Das Eiweiß mit dem Salz zu steifem Schnee schlagen.
- Die Eigelbe mit dem Stevia schaumig rühren. Die fein gemahlenen Mandeln zugeben, dann den Eischnee unterheben. Den Backofen auf 200 °C vorheizen.
- Die gehackten Nüsse, Macadamianüsse, Kürbiskerne, Pistazien und Sonnenblumenkerne miteinander mischen und unter den Teig rühren. Mit zwei Teelöffeln kleine Häufchen auf ein mit Backpapier ausgelegtes Backblech legen.
- Im Backofen etwa 10 Minuten backen.

▶ Nährwerte pro Stück:
53 kcal; 5,0 g F; 0,6 g KH; 1,6 g E; 0 BE

Mandel-Aprikosen-Häufchen

Kleine Energie-Pakete

- Die Aprikosen in kleine Stücke schneiden. Die Mandeln in einen Gefrierbeutel geben und mit dem Fleischklopfer grob hacken.
- Butter in einem kleinen Topf schmelzen lassen, Sahne, Stevia, Aprikosenwürfel und die gehackten Mandeln zufügen und kurz aufkochen lassen.
- Den Topf von der Herdplatte nehmen und das Mehl vorsichtig unterrühren. Den Backofen auf 200 °C vorheizen.
- Ein Backblech mit Backpapier auslegen. Mit 2 Teelöffeln aus der Masse kleine runde Häufchen formen und auf das Blech setzen.
- Im Backofen 5–7 Minuten backen, anschließend auskühlen lassen.
- Die Schokolade im heißen Wasserbad schmelzen lassen und die Unterseite der Mandelhäufchen damit bestreichen.

▸ Nährwerte pro Stück:
60 kcal; 4,3 g F; 4,0 g KH; 1,4 g E; 0,3 BE

Für 25 Stück
30 Min. + 7 Min. Backzeit

100 g getrocknete Aprikosen, ungeschwefelt
100 g geschälte Mandeln
1 EL Butter
100 g Sahne
2 EL Stevia GrooVia
40 g Weizenmehl, Type 550
30 g Schokolade, 70% Kakaoanteil

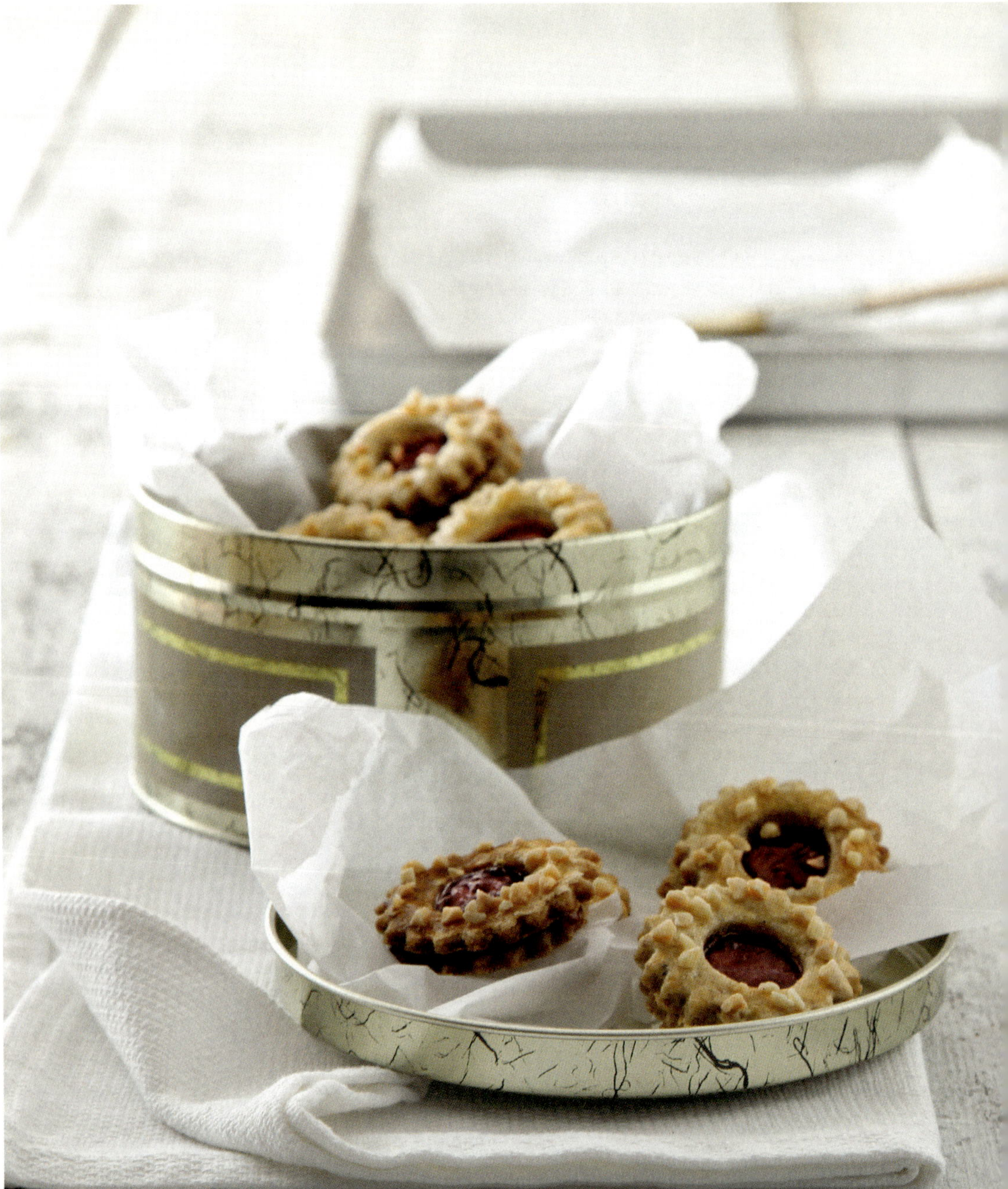

Linzer Plätzchen

Braucht ein bisschen Übung.

- Das Mehl mit den Mandeln mischen. Die kalte Butter in kleine Stücke schneiden und zusammen mit dem Stevia, Ei, Kirschwasser und den Gewürzen zu einem geschmeidigen Teig verkneten. Den Teig etwa 15 Minuten kalt stellen.
- Den Backofen auf 175 °C vorheizen. Den Mürbeteig leicht bemehlen und portionsweise dünn ausrollen. Mit einem rund gezackten Ausstecher 60 Kreise von 5–6 cm ausstechen.
- Die Hälfte davon auf ein mit Backpapier ausgelegtes Backblech legen und in etwa 10 Minuten backen.
- In die andere Hälfte der Plätzchen je ein Loch von 1½–2 cm ausstechen. Das Eigelb mit der Sahne verquirlen, die Ringe damit bestreichen und mit den gehackten Mandeln bestreuen. Diese Oberteile auf ein weiteres Backblech legen und im Backofen in etwa 10 Minuten backen.
- Die Unterteile der Plätzchen mit dem Johannisbeergelee bestreichen und mit den noch warmen Mandelringen belegen. Kühl in einer Plätzchendose aufbewahren.

▶ Nährwerte pro Stück:
98 kcal; 8,1 g F; 4,4 g KH; 2,2 g E; 0,3 BE

Für 30 Stück
⏲ 45 Min. + 2x 10 Min. Backzeit

Für den Teig:

150 g Weizenmehl, Type 550
150 g fein gemahlene Mandeln
150 g kalte Butter
5 EL Stevia GrooVia
1 Ei
1 EL Kirschwasser
½ TL Kardamom
1 TL Zimt
½ TL gemahlene Gewürznelken
1 Msp. Meersalz

Außerdem:

1 Eigelb
1 EL Sahne
4 EL gehackte Mandeln
8 EL Johannisbeergelee für Diabetiker, ohne Zucker

Rüblikuchen mit Zitronencreme

Die besondere Zutat: fein geriebene Möhren

Für 12 Stück
30 Min. + 30–35 Min. Backzeit + 4 Std. Kühlzeit

Für den Teig:
200 g Möhren
50 g getrocknete Aprikosen
1 Zitrone, naturrein
40 g Zwieback
4 große Eier
6 EL Stevia GrooVia
100 g fein gemahlene Mandeln
100 g grob gehackte Haselnüsse
2 EL Weizenmehl Type 550
2 TL Weinstein-Backpulver
1 Msp. Meersalz
3 EL Aprikosenmarmelade für Diabetiker, ohne Zucker

Für die Zitronencreme:
2 Blatt Gelatine
250 g griechischer Joghurt, 10% Fett
3 EL Zitronensaft
3 EL Stevia GrooVia
2 EL gehackte Pistazien
einige Minzeblättchen

- Die Möhren schälen und sehr fein reiben. Die Aprikosen in kleine Würfel schneiden. Die Zitrone abwaschen, die Schale abreiben und den Saft auspressen. Den Zwieback in einen Gefrierbeutel geben, mit dem Nudelholz darüber rollen und zerkrümeln.
- Die Eier trennen. Die Eigelbe zusammen mit dem Stevia cremig rühren. Die Möhren, Aprikosen, Zitronensaft und -schale unterrühren. Die gehackten Nüsse mit dem Mehl, Backpulver und Zwieback mischen und unter die Eigelbe rühren.
- Das Eiweiß zusammen mit dem Salz steif schlagen und locker unter den Teig heben. Den Backofen auf 175 °C vorheizen.
- Eine Springform (22 Ø cm) mit Butter einfetten und den Teig gleichmäßig darin verteilen. Im Backofen 30–35 Minuten backen. Anschließend aus der Form nehmen, mit der Marmelade bestreichen und auf einem Gitterrost abkühlen lassen.
- Für die Zitronencreme die Gelatine in kaltem Wasser 5 Minuten einweichen. Joghurt mit dem Zitronensaft verrühren und mit dem Stevia süßen. Die Gelatine ausdrücken, in einem kleinen Topf erhitzen und unter den Joghurt rühren.
- Die Creme auf den Kuchen geben, glatt streichen und im Kühlschrank 3–4 Stunden fest werden lassen. Mit gehackten Pistazien und Minze garnieren.

► Nährwerte pro Portion:
221 kcal; 16 g F; 11,7 g KH; 7,6 g E; 0,8 BE

Aprikosen-Nuss-Kekse

Back- und Knuspervergnügen für die ganze Familie

Für 50 Stück
45 Min. + 30 Min. Ruhezeit + 12 Min. Backzeit

Für den Teig:
250 g Mehl, Type 550
160 g kalte Butter
1 Ei
1 Prise Meersalz
2 EL Stevia GrooVia

Für die Füllung:
100 g getrocknete Aprikosen, ungeschwefelt
125 g Mandeln, geschält
2 EL Crème fraîche
1 TL Zimt
1 EL Stevia GrooVia
etwas abgeriebene Zitronenschale, naturrein

Außerdem:
50 Haselnüsse

- Das Mehl auf ein Backbrett geben und in die Mitte eine Vertiefung drücken. Die in Stücke geschnittene kalte Butter, Ei, Salz und Stevia zugeben und alles rasch zu einem geschmeidigen Teig verkneten.
- In Folie wickeln und für etwa 30 Minuten im Kühlschrank ruhen lassen.
- In der Zwischenzeit die Aprikosen in kleine Stücke schneiden. Die Hälfte der Mandeln fein mahlen, den Rest grob hacken. Alles in eine Schüssel geben, mit Crème fraîche, Zimt, Stevia und der Zitronenschale verkneten.
- Den Backofen auf 180 °C vorheizen. Den Plätzchenteig aus dem Kühlschrank nehmen, zwischen Klarsichtfolie legen und etwa 3–4 mm dick ausrollen.
- Mit einer Ausstechform runde Plätzchen von etwa 5 cm Durchmesser ausstechen, dabei die Form zwischendurch immer wieder in heißes Wasser tauchen.
- Die Plätzchen auf ein mit Backpapier ausgelegtes Backblech legen, je einen knappen Esslöffel Füllung darauf verteilen und leicht andrücken. Mit je einer Haselnuss belegen.
- Im Backofen 10–12 Minuten goldbraun backen. Auf einem Kuchengitter auskühlen lassen.

▶ Nährwerte pro Stück:
78 kcal; 5,9 g F; 5 g KH; 1,4 g E; 0,4 BE

Weihnachtstorte

Das Prachtstück zu den Festtagen!

Für 12 Stück
⏲ 45 Min. + 10 Min. Backzeit + Kühlzeit über Nacht

- 50 g Schokolade, 70% Kakaoanteil
- 300 g Sahne
- 1 EL Kakao, stark entölt
- 2 EL Stevia GrooVia

Für den Tortenboden:

- 2 Eier
- 1 Msp. Meersalz
- 3 EL Stevia GrooVia
- 2 TL Kakao, stark entölt
- 40 g fein gemahlene Mandeln

Für den Belag:

- 5 Blatt weiße Gelatine
- 1 Dose Pfirsiche ohne Zucker (Früchte etwa 500 g)
- 500 g Sahnequark
- 4 EL Stevia GrooVia

Zum Verzieren:

- 12 Sahnetuffs
- 12 Pfirsichspalten
- 2 EL geraspelte Schokolade, 70% Kakaoanteil

- Die Schokolade in kleine Stückchen brechen. Zusammen mit der Sahne und dem Kakao in einem Topf erwärmen und unter Rühren auflösen. Im Kühlschrank für 2–3 Stunden kalt stellen.
- Backofen auf 175 °C vorheizen. Die Eier trennen. Für den Tortenboden die Eiweiße mit dem Salz steif schlagen. Eigelbe mit dem Stevia, Kakao und den gemahlenen Mandeln verrühren. Den Eischnee gleichmäßig unterheben.
- Eine Springform (22 cm Ø) mit Backpapier auslegen, den Teig darauf verteilen und in 10–12 Minuten backen. Den Tortenboden aus der Form nehmen, das Backpapier noch warm abziehen, dann Backpapier und Boden wieder in die Form geben und die Springform schließen.
- Die Gelatine in kaltem Wasser 5 Minuten einweichen. Die Pfirsiche in kleine Stücke schneiden. Den Quark mit dem Stevia süßen. Die Gelatine ausdrücken, kurz erhitzen, dann tropfenweise unter den Quark rühren. Den Quark gleichmäßig auf dem Tortenboden verteilen und mit den Pfirsichen belegen.
- Die Schokoladensahne steif schlagen, auf den Pfirsichstückchen verteilen und glatt streichen.
- Die Torte über Nacht kalt stellen. Den Rand der Torte mit einem Messer aus der Form lösen und den Kuchen auf eine Tortenplatte geben. Mit Sahnetuffs, Pfirsichspalten und geraspelter Schokolade garnieren.

► Nährwerte pro Portion:
270 kcal; 21,4 g F; 12,4 g KH; 7,5 g E; 0,8 BE

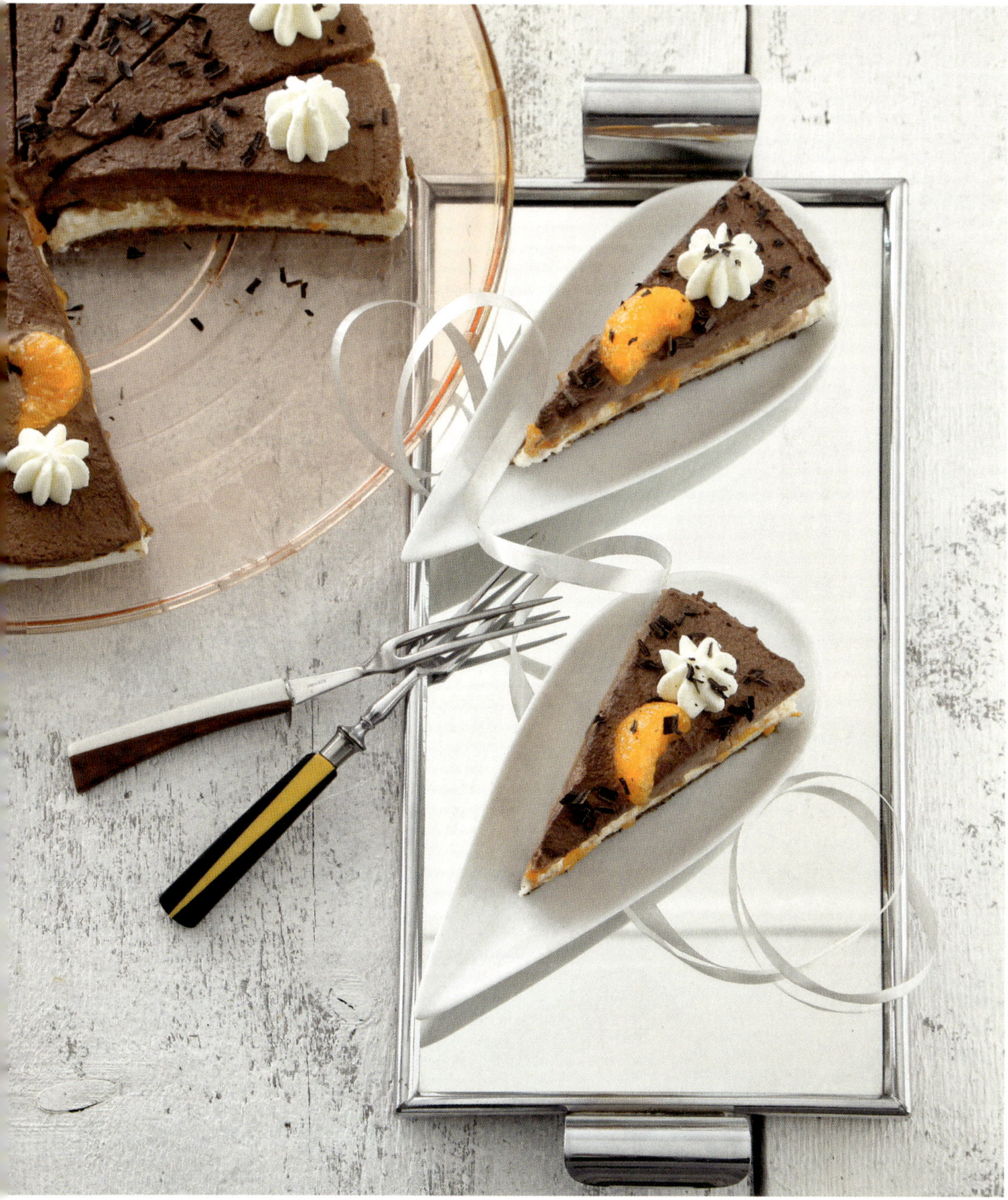

Rum-Marzipan-Stangen

Die süße Verführung

Für 25 Stück

⏲ 30 Min. + 10 Min. Backzeit

- 1 Eiweiß
- 1 Prise Meersalz
- 3 EL Stevia GrooVia
- 200 g fein gemahlene Mandeln
- 2 EL Rum
- 1 EL Rosenwasser
- einige Tropfen Bittermandelöl
- 1 EL fester Honig, z. B. Rapshonig
- 5 EL Mandelblättchen
- 25 g dunkle Schokolade, 70% Kakaoanteil

- Das Eiweiß zusammen mit dem Salz halb steif schlagen.
- Stevia mit einem Mixstab fein pulverisieren und mit dem Mandelmehl mischen. Rum, Rosenwasser, Bittermandelöl und Honig unterkneten.
- Den Backofen auf 180 °C vorheizen. Den Teig zu kleinen Rollen mit etwa 1½ cm Durchmesser und 4 cm Länge formen. Die Stangen mit dem Eischnee bestreichen und in den Mandelblättchen wälzen.
- Die Stangen auf ein mit Backpapier ausgelegtes Backblech legen und im Backofen etwa 10 Minuten backen. Nach Belieben mit geschmolzener Schokolade verzieren.

▶ Nährwerte pro Stück:
66 kcal; 5,6 g F; 1,4 g KH; 2,1 g E; 0,1 BE

Christkindl Glühweinpunsch

Zum Aufwärmen an einem kalten Wintertag.

Für 12 Gläser
15 Min. + 1–2 Tage zum Durchziehen

- 2 Sternanis
- 5 Nelken
- etwas Muskatnuss
- 1 TL Kardamomsamen
- 1 TL Koriandersamen
- 1–2 Zimtstangen
- 1 Stück frischer Ingwer
- 2 l trockener Rotwein
- 3 EL Stevia GrooVia
- 1 Zitrone, naturrein
- 3 Orangen, naturrein

- Ein haselnussgroße Stück Ingwer schälen und hacken. Den Sternanis, die Nelken, etwas geriebene Muskatnuss, Kardamom, Koriander, Zimtstangen und Ingwer, zusammen mit dem Rotwein in einen Topf geben und bis zu 80 °C erhitzen.
- Anschließend 1–2 Tage durchziehen lassen.
- Danach die Gewürze aussieben und den Rotwein mit dem Stevia süßen.
- Die Zitrone und eine Orange abwaschen und mit der Schale in kleine Würfel schneiden.
- Die beiden restlichen Orangen halbieren und den Saft auspressen.
- Zitronen- und Orangenwürfel zusammen mit dem Orangensaft zum Rotwein geben und bei kleiner Hitze langsam heiß werden lassen. So richtig heiß in Tassen gießen und sofort servieren.

▶ Nährwerte pro Portion:
126 kcal; 0,2 g F; 6,7 g KH; 0,7 g E; 0,5 BE

Rote Weihnachtsbowle, alkoholfrei

Leckere Bowle für die ganze Familie

- Pflaumen und Aprikosen in kleine Würfel schneiden. Zusammen mit den Rosinen, dem Früchtetee, Nelken und Zimtstange in eine große hitzebeständige Karaffe geben und mit 1 l kochendem Wasser übergießen.
- Den Tee etwa 10 Minuten ziehen lassen, dann die Teebeutel entfernen. Die Bowle mit dem Stevia süßen und alles abkühlen lassen.
- Zum Schluss den Sauerkirschsaft zugießen und warm oder kalt servieren.

▶ Nährwerte pro Portion:
86 kcal; 0,4 g F; 17,5 g KH; 1,3 g E; 1,4 BE

Für 8 Gläser
15 Min.

- 8 getrocknete Pflaumen
- 8 getrocknete Aprikosen
- 1 EL Rosinen
- 3 Beutel roter Früchtetee
- 5 Nelken
- 1 kleine Zimtstange
- 3 EL Stevia GrooVia
- ½ l Sauerkirschsaft, ohne Zucker

Tipp

Diese alkoholfreie Weihnachtsbowle schmeckt nicht nur in der Winterszeit. Sie können sie auch im Sommer bei Grillfesten, Geburtstagsfeiern oder anderen Anlässen servieren.

Sachregister

Service

Internet-Adressen

Es gibt diverse Internet-Anbieter, bei denen Sie Stevia GrooVia oder andere Stevia-Produkte erhalten, z. B. bei:
Medherbs – Kräuter für Leib und Seele:
www.medherbs.de

Weitere Informationen über Stevia, Rezepte, Eigenanbau etc. finden Sie unter:
www.freestevia.de
www.eustas.org
www.stevia.ch

Rezeptverzeichnis

SERVICE

Liebe Leserin, lieber Leser,

hat Ihnen dieses Buch weitergeholfen? Für Anregungen, Kritik, aber auch für Lob sind wir offen. So können wir in Zukunft noch besser auf Ihre Wünsche eingehen. Schreiben Sie uns, denn Ihre Meinung zählt!

Ihr TRIAS Verlag
E-Mail-Leserservice: heike.schmid@medizinverlage.de
Lektorat TRIAS Verlag, Postfach 30 05 04, 70445 Stuttgart, Fax: 0711 / 89 31-748

Bibliografische Information der Deutschen Nationalbibliothek
Die Deutsche Nationalbibliothek verzeichnet diese Publikation in der Deutschen Nationalbibliografie; detaillierte bibliografische Daten sind im Internet über http://dnb.d-nb.de abrufbar.

Programmplanung: Uta Spieldiener

Redaktion: Anne Bleick

Bildredaktion: Christoph Frick

Umschlaggestaltung und Layout: CYCLUS Visuelle Kommunikation, Stuttgart

Bildnachweis:
Umschlagfoto: Stockfood
Fotos im Innenteil: Jose Guillen, Spanien: S. 2, 6; Stockfood: S. 3; alle weiteren Fotos: Chris Meier, Stuttgart

Das Rezept zum Coverfoto finden Sie auf Seite 37.

1. Auflage

© 2013 TRIAS Verlag in
MVS Medizinverlage Stuttgart GmbH & Co. KG
Oswald-Hesse-Straße 50, 70469 Stuttgart

Printed in Germany

Satz und Repro: kaltner verlagsmedien GmbH, Bobingen
gesetzt in: InDesign CS5
Druck: AZ Druck und Datentechnik GmbH, Kempten

Gedruckt auf chlorfrei gebleichtem Papier

ISBN 978-3-8304-6736-6

Auch erhältlich als E-Book:
eISBN (PDF) 978-3-8304-6737-3
eISBN (ePub) 978-3-8304-6738-0

1 2 3 4 5 6

Wichtiger Hinweis: Wie jede Wissenschaft ist die Medizin ständigen Entwicklungen unterworfen. Forschung und klinische Erfahrung erweitern unsere Erkenntnisse, insbesondere was Behandlung und medikamentöse Therapie anbelangt. Soweit in diesem Werk eine Dosierung oder eine Applikation erwähnt wird oder Ratschläge und Empfehlungen gegeben werden, darf der Leser zwar darauf vertrauen, dass Autoren, Herausgeber und Verlag große Sorgfalt darauf verwandt haben, dass diese Angaben dem Wissensstand bei Fertigstellung des Werkes entsprechen, jedoch kann eine Garantie nicht übernommen werden. Eine Haftung des Autors, des Verlags oder seiner Beauftragten für Personen-, Sach- oder Vermögensschäden ist ausgeschlossen.

Geschützte Warennamen (Warenzeichen) werden nicht besonders kenntlich gemacht. Aus dem Fehlen eines solchen Hinweises kann also nicht geschlossen werden, dass es sich um einen freien Warennamen handelt.

Besuchen Sie uns auf facebook!
www.facebook.com/gesundeernaehrungtrias

Das Werk, einschließlich aller seiner Teile, ist urheberrechtlich geschützt. Jede Verwertung außerhalb der engen Grenzen des Urheberrechtsgesetzes ist ohne Zustimmung des Verlags unzulässig und strafbar. Das gilt insbesondere für Vervielfältigungen, Übersetzungen, Mikroverfilmungen und die Einspeicherung und Verarbeitung in elektronischen Systemen.

MedHerbs - Bestes aus der Natur

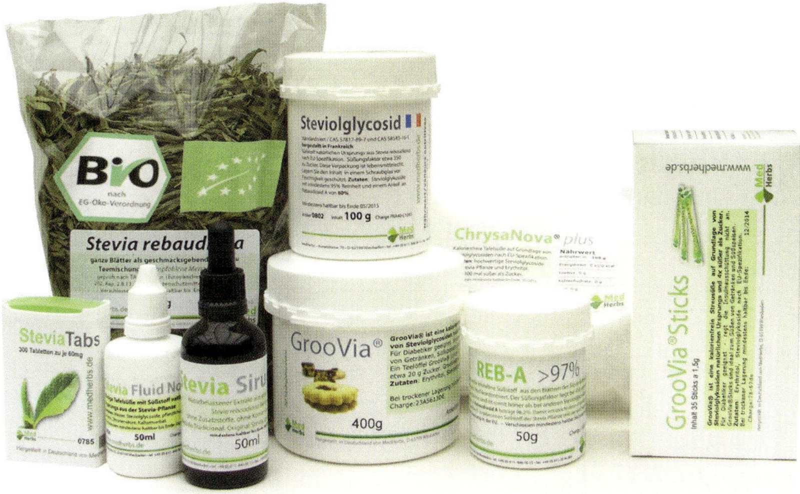

Blätter der Stevia aus biologischem Anbau in Frankreich schonend nach europäischen Qualitätsstandards extrahiert und in Deutschland zu Tafelsüße verarbeitet. Was will man noch mehr?

MedHerbs - Aunelstrasse 70 - D-65199 Wiesbaden
Fax: 0611 2046900 - Tel: 0611 8460015
e-mail: info@medherbs.de - DE-ÖKO-003

www.medherbs.de

Med Herbs

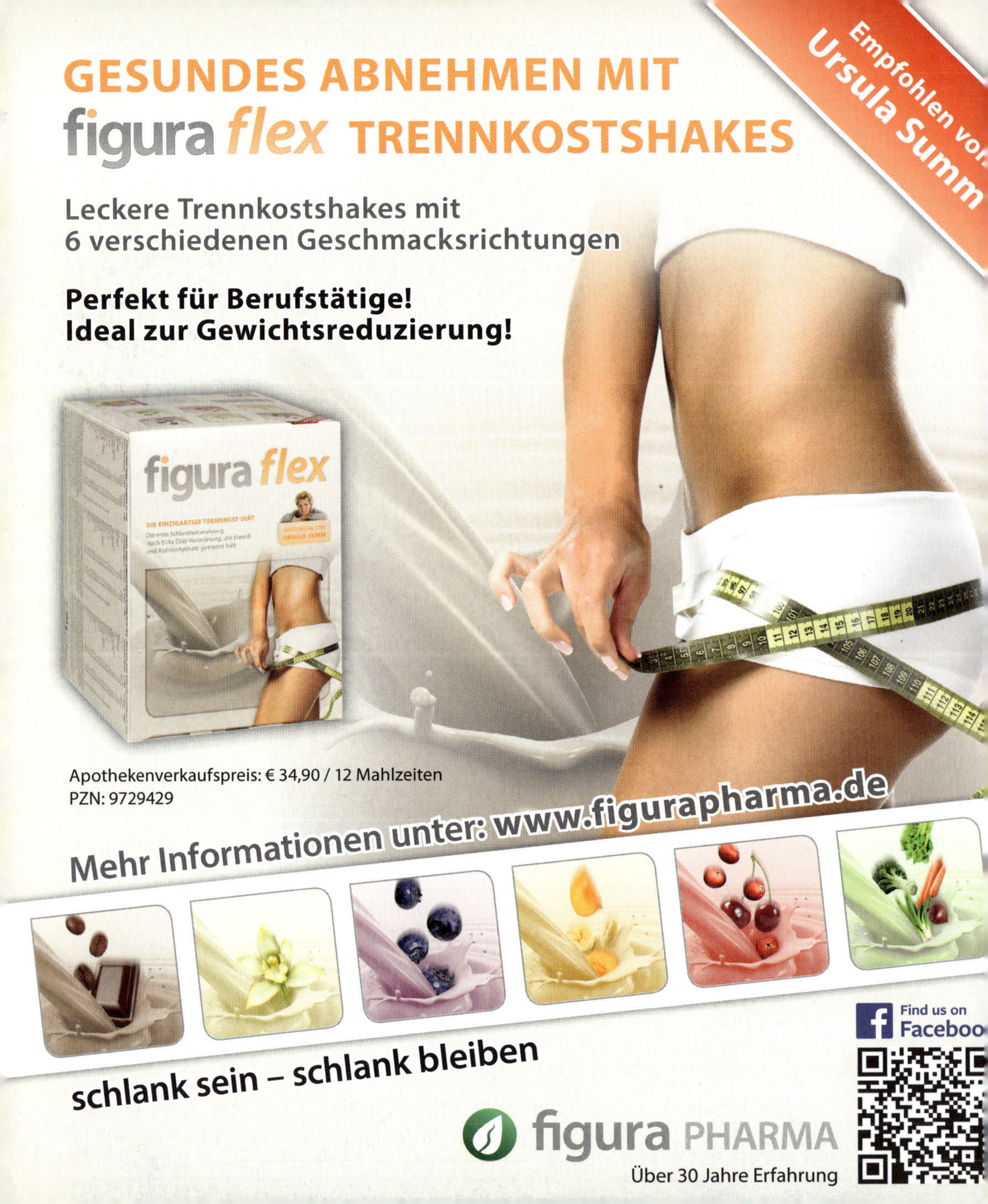
GESUNDES ABNEHMEN MIT
figura flex TRENNKOSTSHAKES
Empfohlen von Ursula Summ
Leckere Trennkostshakes mit
6 verschiedenen Geschmacksrichtungen
Perfekt für Berufstätige!
Ideal zur Gewichtsreduzierung!
figura flex
Apothekenverkaufspreis: € 34,90 / 12 Mahlzeiten
PZN: 9729429
Mehr Informationen unter: www.figurapharma.de
schlank sein – schlank bleiben
Find us on Faceboo
figura PHARMA
Über 30 Jahre Erfahrung